中医临证经验撷芳

全国名老中医王立忠临证精华丛书

主编　王立忠

副主编　赵润杨　史家华　赵世立
　　　　刘永生　邢若星　李宗颖

编委　（以姓氏笔画为序）
　　　王育勤　杨静波　张静玲　孟庆须
　　　赵莉娜　郭　健　梁慕华　雷小婷

全国百佳图书出版单位
中国中医药出版社
· 北 京 ·

图书在版编目（CIP）数据

中医临证经验撷芳 / 王立忠主编 .—北京：中国中医药出版社，2023.6
ISBN 978 - 7 - 5132 - 8055 - 6

Ⅰ . ①中… Ⅱ . ①王… Ⅲ . ①中医临床—经验—中国—现代
Ⅳ . ① R249.7

中国国家版本馆 CIP 数据核字（2023）第 089217 号

中国中医药出版社出版

北京经济技术开发区科创十三街 31 号院二区 8 号楼
邮政编码　100176
传真　010-64405721
山东临沂新华印刷物流集团有限责任公司印刷
各地新华书店经销

开本 710×1000　1/16　印张 9.75　彩插 1　字数 168 千字
2023 年 6 月第 1 版　2023 年 6 月第 1 次印刷
书号　ISBN 978 - 7 - 5132 - 8055 - 6

定价　49.00 元
网址　www.cptcm.com

服 务 热 线　010-64405510
购 书 热 线　010-89535836
维 权 打 假　010-64405753

微信服务号　zgzyycbs
微商城网址　https://kdt.im/LIdUGr
官 方 微 博　http://e.weibo.com/cptcm
天猫旗舰店网址　https://zgzyycbs.tmall.com

如有印装质量问题请与本社出版部联系（010-64405510）

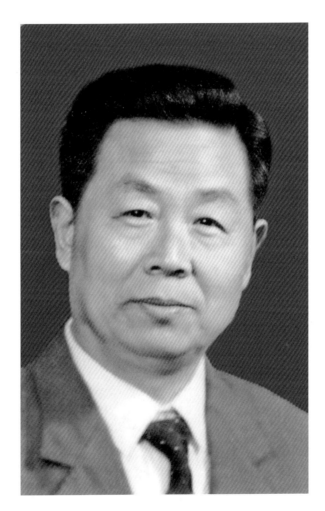

王立忠教授

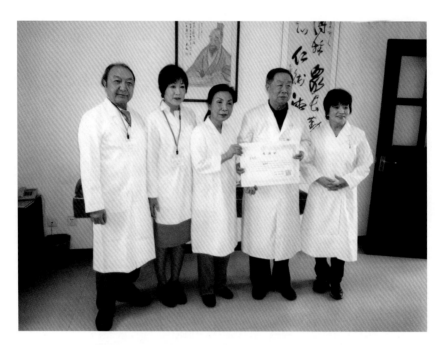

日本学习参观团同王立忠教授（右二）合影留念

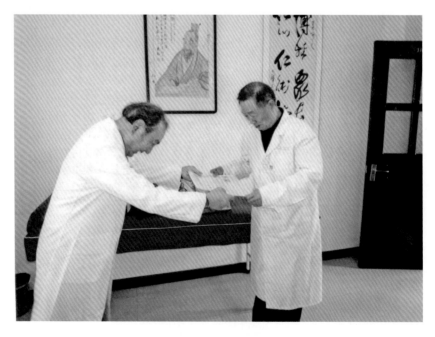

日本中医学会会长向王立忠教授（右）赠送感谢状

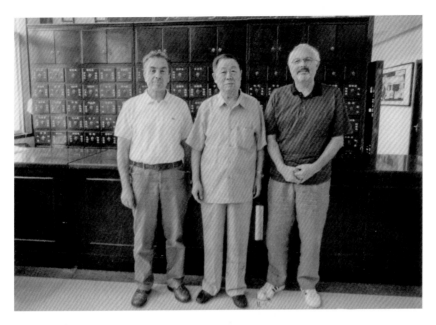

带教法国学员与王立忠教授（中）合影留念

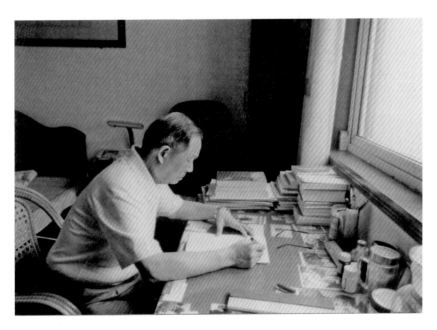

王立忠教授在修改书稿

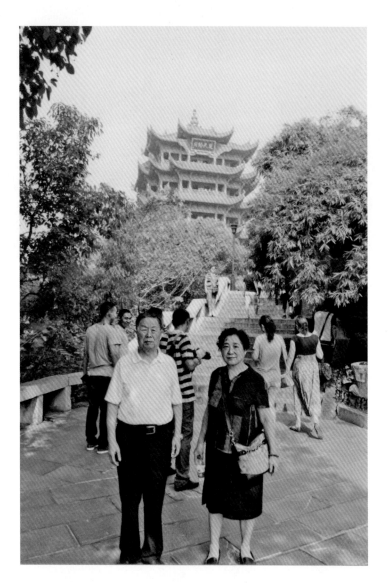

王立忠教授和夫人史家华教授赴湖北学术交流于黄鹤楼留念

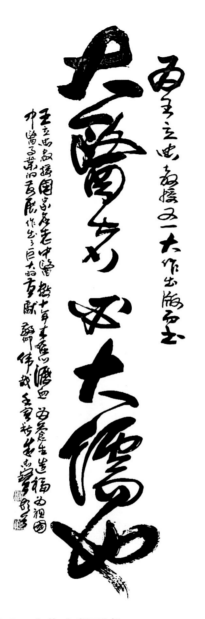

大医者必大儒也

为王立忠教授又一大作出版而书：

大医者必大儒也

王立忠教授 国家名老中医 数十年来呕心沥血 为苍生造福 为祖国中医事业的发展作出了巨大的贡献 敬仰 伟哉 壬寅秋朱忠宝顿首

——朱忠宝 河南中医药大学教授 书画院院长

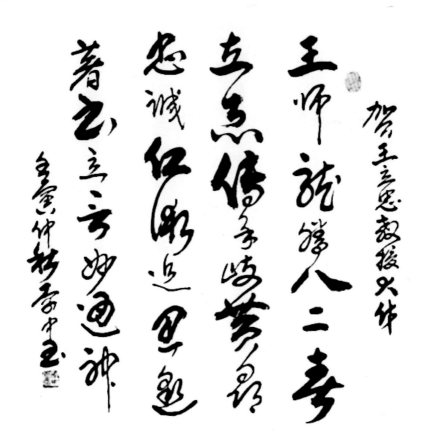

李中玉教授为本书作诗

贺王立忠教授大作：王师龙腾八二春，立志传承岐黄寻，忠诚仁术追思邈，著书立言妙通神。

壬寅仲秋李中玉

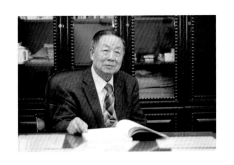

王立忠教授简介

王立忠，河南省太康县人（1940—），主任医师，教授，硕士研究生导师，出身于中医世家，1964 年毕业于河南中医学院（现河南中医药大学）本科（六年制），从医执教 50 余载，教学相长，潜心研究业务技术，治学严谨，师古不泥，博采众长，学验俱丰。

第四批全国老中医药专家学术经验继承工作指导老师，全国名老中医药专家传承工作室导师，河南省中医药青苗人才培养项目指导老师，河南省中医院（河南中医药大学第二附属医院）名医传承研究室终身导师，中华中医药学会河南分会内科学术委员会委员，河南省脑病治疗中心学术顾问，河南省内科会诊中心特邀专家，《老人春秋》杂志学术顾问，河南省营养保健协会专家委员会委员，河南省国医医学研究院总顾问，河南省儒医研究会顾问，河南省高层论坛专家。历任河南省周口市中医院内科主任，河南省平顶山市中医院党委委员、副院长。

擅长内科疑难杂症，精专内科、妇科，尤对脑病颇有研究，数年来通过不断探索、创新、总结，依证立法，知常达变，精心组方研制的"定眩丸"治疗眩晕（梅尼埃病）；"蠲痛丸"治疗顽固性头痛；"神衰胶囊"治疗神经衰弱（失眠）等，临床疗效显著，深得同行和广大患者赞许及好评。发表学术论文 70余篇，编写出版《脑血管病中西医诊疗与康复》《河南省当代名医内科学术精华》《王立忠临证经验选粹》《王立忠临证医集》《王立忠医论医案集》《王立忠临证方药心悟》《王立忠临证发热辑要》7 部专著。被选入《名老中医之路》第三辑（张奇文主编，中国中医药出版社出版）。

序

吾与王立忠教授，六载同窗，共读岐黄，既是好同学，又是好朋友，不仅是同吃同住、同劳动，而且是同桌、同凳。当时河南中医学院初成立条件较差，但学风很正，每念及此，感慨良多。王教授出生于中医世家，受家学熏陶，又上河南中医学院，如鱼得水，鲤跳龙门，在50余年的行医生涯中，不断总结经验，精心研制"定眩丸""蠲痛丸""神衰胶囊"等，用之临床，效如桴鼓。

王教授从不自满，虚怀若谷，本着"活到老、学到老"的精神，始终奋斗在临床，做一个名副其实的临床家，以"大医精诚"的准则鞭策自己。由于王教授天资聪颖，学而不厌，曾先后出版专著7部，发表学术论文70余篇，多有心悟、新境，很受社会欢迎。新撰《中医临证经验撷芳》一书，内容翔实、广博，特色突出，淋漓尽致，包括行医生涯、学术思想、临证经验、用药心得、养生理念等，总之是长期临床结晶，对于师承教育，大有裨益。是一本好书，予有幸先睹为快，欣然为之写序，只能挂一漏万，言难尽意，最后奉诗一首，再次表示祝贺：

森然大树耸云霄，

风雨阴晴尽洒潇。

多少幽人栖荫下，

畅谈歌舞任逍遥。

国医大师 张磊

2022年夏93周岁

自　序

中医药学是一个伟大的宝库，历史悠久，源远流长。其医理精深，内涵丰厚，临床疗效显著，为中华民族繁衍生息做出了巨大贡献。

它是一门实践医学，学科健全，流派纷呈，群贤辈出，历代家传，名医经验，学术见解，各有千秋，各具特色，应取长补短，师古不泥。对当今医家之精论，亦应吸收，广采博学，触类旁通，多有巧悟，自出新意。

余出生于中医世家，自幼酷爱医学，受家学熏陶，立志继承父业。行医生涯50余载，在漫长的岁月中，深感为医之艰辛，牢记"谦受益、满招损"这句话，尤其医者，要有"活到老、学到老"的精神，不敢松懈。刻苦学习，熟读经典，拜访名师，旁参诸家，勤于临证，同道切磋，读书感悟，善于总结，不断提高，教学相长，学验俱增；精心研制"定眩丸"治眩晕（梅尼埃病）、蠲痛丸（治顽固性头痛）、神衰胶囊（治神经衰弱），得到同道认可、赞赏及广大患者好评。出版著作7部，发表学术论文70余篇。

曾自勉谓："博采众长勤耕耘，仁心仁术济苍生。"时刻鞭策自己，中医兴亡，匹夫有责，使命光荣，任重道远，年逾耄耋，当有所思，老有所为，无愧于民。

《中医临证经验撷芳》一书，其内容包括行医生涯、学术思想、临证经验、用药心得、养生理念等。内容翔实，知识面广，可读性强，是长期坚持理论联系实际，在杏林耕耘几十年的心血结晶。

本书对当前的师承教育，也有所裨益，谨供教学和临证中医工作者参考。是书付之，实为作者心愿。

承蒙国医大师张磊教授为本书赐序增辉，著名书法家朱忠宝教授为本书题写书名，李中玉教授为本书题字，在此一并致谢！同时，感谢全体编写人员的辛苦付出！鉴于笔者和弟子水平有限，在整理过程中难免错漏，恳请同道斧正。

王立忠

2022 年 5 月

目 录

第四章 临证经验点滴

第五章 临证用药心得

第六章　倡导养生理念，提高健康水平

附　临证学术论文精选

第一章　行医生涯

一、幼承家学　立志学医

我出身于中医世家，自幼酷爱医学，受家学熏陶，少年即存济世活人之心，立志继承父业。先父王秉权拜师于祖父王化州先生门下，学徒四年。后来祖父和父亲均成为当地名医，闻名乡里，患者众多，登门求医者，络绎不绝。从小父亲对我管教很严，小学时就要求我学习和背诵《药性赋》《汤头歌诀》《医学三字经》《濒湖脉学》等中医启蒙书籍，并且用毛笔小楷抄写。这为我以后学习中医打下了扎实的基础。我于1958年9月考入河南中医学院学习（六年制本科），毕业后分配至安徽中医学院附属医院工作。在学习期间，父亲已调至河南省开封医专工作。他对我说，学医首先要学会做人，医学是关系到人们生命的大事，首先要树立对患者高度负责的信念，这是必须具备的素质，然后再谈学医，教我要常以古代医家张仲景、孙思邈、华佗、李时珍等大医为楷模，廉洁行医而自律，这是医生的天职，也是"仁心仁术"的具体表现，只有这样方可成为名医。他还说：你很幸运能系统学习经典著作及其各科，一定要打好基础，学好经典，才能很好地指导临床实践。总之，要想学好中医必须下苦功夫，将来就靠你自己了。父亲每每谈起他学习的年代和过程及治学体会时，常引一句古话："书山有路勤为径，学海无涯苦作舟。"要想学业有成，无捷径可走，只有"勤""苦"二字，否则一事无成。父业一席语，深深打动了我的心。从此我下决心一定学好中医，成为一个名医。

家父病重赴合肥我处治疗，弥留之际介绍了部分临证经验，如防风配白芍能敛汗；麻疹出疹期间忌用牛蒡子，可用杏仁、前胡、桔梗，重用寸冬、滑石；治顽癣用黄连30g，花椒15g，共为细面，泡于100mL 75%酒精中，外搽患处，疗效甚佳；治胃溃疡用紫雪丹每次0.3g，一般服

5～6次痊愈，又方用煅石决明30g，白芍30g，延胡索15g，共为细面，每次10g，1天3次；治慢性发热，用柴胡、鳖甲、龟甲之类，柴胡可用至45g，无副作用；治出血症，先清热，后活血；妇人之病，当以活血为主；脱发症，吃药配合醋洗，其原理为使毛孔松弛，便于收涩；治吐血症，用当归、生地黄、陈棕炭、黑栀子；治绦虫方：槟榔60g，石榴根皮15g，水煎后服下，再煎大黄6g饮下驱虫；治皮肤瘙痒，用生首乌效果较好；阴痒，用苦参30g，大黄15g，羌活15g，白蒺藜20g，内服外洗均可；带下方：何首乌12g，熟地黄30g，当归40g，吴茱萸15g，山药15g，党参15g；治小儿腹泻，用参苓白术散加藕节杆子效果好；若患儿口唇焦干，甚者生疮，四肢厥冷，加肉桂、附子之类，效果显著；风疹方：生地黄、羌活、白芷、白蒺藜、地肤子、荆芥、防风、黄芪、苦参；治疗小儿麻痹症方：当归30g，乌梢蛇500g，地龙250g，全蝎250g，肉桂30g，制马钱子15g，僵蚕250g，白花蛇5条，共为细面，成人每次5g，小儿每次0.5g，日服2次；小儿阵发性咳嗽乃肺气上逆，肺失肃降所致，肺以降为顺，故治疗应以降气止咳为主，若为剧咳，多因痰邪刺激支气管壁，引起支气管壁痉挛，治疗应加解痉药，如枳壳、厚朴、苏子、莱菔子、地龙之属，以降气解痉止咳，如百日咳方：全蝎、蜈蚣各3g，共为细面，每次3g。以上虽为只言片语，实为久经临床检验的宝贵经验，至今对我临证处方用药常有启发。

二、广结师友　勤思善悟

本科六年，虽然学业完成了，但我觉得是刚刚走完了第一步，前面的路程更长。毕业后分配到安徽中医学院附属医院工作，对我来说又进入一个新的学习阶段，良好的医疗环境给予我难得的学习机会，我知道，树立良好的学风，具有远大理想和崇高的志向，是事业成功的前提和保证，而掌握正确的学习和研究方法，对事业的成功更是至关重要。于是我根据自己的情况采取以下学习方法。

1. 广结师友

在临床遇到疑难病症先看书，书上解决不了的问题就登门拜访老前辈，我以学生的姿态向他们虚心求教。但个别老中医比较保守，不愿透露过多经验和心得，我就争取到其家中做一些家务活，时间久了，通过联络感情，不仅成为师生关系，且成为良师益友，学习他们的宝贵经验。通过这种方式，我汲取营养，临床疗效和技术水平不断得到提高。尤使我难忘的是著名教授陈可望、崔皎如、王乐匋、杨新吾等的教诲。他们学识渊博、临床经验丰富、医德高尚，不但精通经典，而且文学功底深厚，并且他们从不满足，活到老学到老，为我们树立光辉的榜样，聆听他们的教诲，使我对疑难病症的治疗真谛和遣方用药有了较为明确的认识，耳濡目染，受益匪浅，颇有"听君一席话，胜读十年书"之感。

记得一次在陈可望先生家中诊治一位支气管哮喘患者，复诊仅用二陈汤加枳壳、苏子、炒莱菔子、紫菀、款冬花、生姜、大枣等，效果良好。当时我向陈老提出为何不用麻黄、桂枝之类，他说这样的患者在不感受新邪的情况下，应以调理脾胃为主，脾健胃和，痰的来源也就减少，同时也能提高机体抵抗力，减轻症状，减少发病机会。这种患者本来肺气就虚，再用麻桂，过于发散，恐有伤正之弊。我茅塞顿开。陈老对治疗冠心病有独到的思路，他认为冠心病不一定都要用活血化瘀法，有的患者用活血化瘀法后，出现神疲乏力、动则心悸气短等症，从中医理论和实践中总结出治疗冠心病新的学术思想，即"调补法"治疗冠心病的新学说，以调理阴阳气血和脏腑功能为根本大法。其中两法，多年来在临床应用中屡见成效，得到同行和广大学术界的认可。①益气养阴法，又叫益气生津法。此法适用于气阴两虚、心阴亏虚、肝肾阴虚等证。处方：太子参、麦冬、五味子、旱莲草、女贞子。此方系生脉散、二至丸参合而成。方中以太子参易人参变大补为平补，更切合老年人的体质状况，且四时之令用之皆宜。虽药味不多，而兼补滋、清敛四法，即补气、滋阴、清热、敛阴，立意周全。养阴能增加气血的来源，益气能行血，故益气养阴同时又能活血化瘀。我常在此方中酌加酸枣仁、玉竹、生地黄等以养心血、强心，增强疗效。②补益气血法。此法适用于气血双亏、心气不充、心血不足等证。处方：太子参、麦冬、五味子、黄芪、白芍、当归、白术。此时为何不用八珍汤、十全大补汤、炙甘草汤、人参养荣汤等方剂？因为对气血两虚的冠心病患者来说，补气不宜辛热，养血不宜滋腻，故仍以生脉散为基本方，从四物汤和当归补血汤中选出黄芪、白芍、当归三味药合白术组方。当归为血中气药，其性走动，可使补而不滞。根据《黄帝内经》"津液和调，变化而赤为血"之说，以麦冬、五味子养阴生津、滋液化源，白术启动中州以健脾开源。此方中酌加石菖蒲、酸枣仁、丹参、鸡血藤、桑寄生等既不失方中原意，又能补益心血，改善心肌供血，这对冠心病治疗大有裨益。陈老的这两种对冠心病的治法我在临床用之屡验屡应。

崔皎如先生的临床诊病思路也使我深得裨益。记得他曾诊治一中年男性，食入即吐1年余，多方求医，中西医治疗无果，医家多采用旋覆花、代赭石类药物降逆、止呕均不效，遂慕名求治于崔老。崔老详问病症，细查舌脉，施予益气健脾和胃之法，重用党参30g，另用黄芩、枳实、竹茹、陈皮、半夏、茯苓、甘草，生姜、大枣为引，患者服7剂后症状明显减轻，继依症状变化在上方基础上加减调服20余剂痊愈，后以香砂六君子丸调理善后，随诊未再复发。崔老指教：患者长期呕吐，正气受损，故采用益气健脾和胃法，正中病所。

王乐匋先生"治未病"的学术思想也对我有很大的启发。王老指出，治病不能"临渴掘井，斗而铸锥"，遣方用药时不能只考虑患者所述的症状，更要能根据患者的症状预测将会出现的症状，及早加以干预，防止疾病传变。

此外，家父的一些经验在临床中应用也颇收效。如治痹证善于针药并用，以益气养血、滋补肝肾、祛风散寒为法，方以独活寄生汤加减；活血化瘀法常用王清任的身痛逐瘀汤加减；同时根据不同的症状配穴行针灸治疗，往往疗效显著。治疗小儿疳积常采用鸡内金、焦三仙、穿山甲、炒槟榔、秦艽、银柴胡、胡黄连、知母、地骨皮、鳖甲、砂仁、番泻叶、甘草等组方，临床效果满意。

通过学习几位老专家的经验，我的诊病思路逐渐开阔，临证水平逐步提高。多年来我时时处处注意学习积累，在临床中不断摸索总结，自己也有所领悟。

2. 勤思善悟

我曾发表过一篇短文，赅括总结自己的学习及临床体悟：医者，博采精勤，不断创新，品术端正，方可成为大医。我认为学医贵在"三勤"，即勤学、勤思、勤札记。业精于勤，非勤学而不能钩深致远；行成于思，非勤思而不能达高入微；学贵于博，非勤学多记不能博学多闻，所谓书读百遍，其义自见之理。多临证，才能掌握和深化所学的基础理论，尤其是经典奥旨，勤学深思才能理解书中真谛。

师古而不泥古，重在实践，博览诸家，尽取其长，善于融会贯通，不断总结提高。其实，学问的由来贵于实践，即"熟读王叔和，不如临证多"，不无一定道理。再就是向同道学习，切磋析疑；向群众学习，博收广集散在民间的偏方、验方，哪怕是片言只语、点滴经验也要收集，不断充实自己，甚至患者的有效方子，也值得学习参考。这就是"学无止境，知在勤奋"的道理。

不断读书学习是理论知识的源泉，而理论在实践中得到检验，两者结合，相互指导促进，知识才能不断升华，技术水平才能不断提高。四大经典是中医学的精髓，后世著作中尤以《医宗金鉴》《济阴纲目》《医林改错》《医学衷中参西录》等著作及金元四大家学术思想对我的临床思路指导意义大。我在临床治疗中体会到许多疾病的分期辨证论治疗效显著，在疾病不同的发展阶段，治疗原则不同，用药亦不同。如治疗风湿热病，属中医学"热痹"范畴，分三期治疗。①急性期：可见肢体关节疼痛，痛处嫩红灼热，肿胀疼痛剧烈，关节灼热，治以清热解毒、化湿通络。药用丝瓜络、忍冬藤、生石膏、滑石、金银花、连翘、知母、桂枝、桑枝、生地黄、木通、制乳香、制没药、蚕沙、寒水石、甘草等。②缓解期：灼热疼痛减轻，四肢无力，治以益气养血、补肾化湿通络。药用太子参、生黄芪、当归、赤芍、丝瓜络、忍冬藤、川牛膝、菟丝子、桑寄生、甘草等。③恢复期：发热疼痛消失，部分患者遗有脚后跟疼痛，采用补肾活血通络法。药用生黄芪、熟地黄、山药、牡丹皮、川牛膝、山茱萸、木瓜、丝瓜络、枸杞子、鸡血藤、甘草等。依次辨治，每获殊效。

三、注重随访　提高总结

行医至今数十载，我觉得随访患者这一方法，是我一生总结学习、提高业务技术的有效方法之一，也是提高业务技术的重要途径。

我出身于中医世家，自幼受家庭熏陶，得长辈真传，挚爱中医，感情深厚。父亲经常教导我，学医首先要学会做人，人命至重，有贵千金，首先要树立对患者高度负责的理念，这是必须具备的素质，然后再谈学医。父亲的谆谆教诲、仁心仁术，很早就印在了我的心里。他对我要求严格，从我小学时就要求我背诵《药性赋》《汤头歌诀》《濒湖脉学》等中医启蒙书籍。同时，他也对我期望很高，送我到河南中医学院，希望我学好中医，成为一位名医。我很早就能体会到为医之艰辛，更能感受到责任之重大。因此，一方面，我勤奋读书，广结师友，加强自己的理论水平。同时，我沉心在临床中，辨证施方，做好随访，不断提高自己的医术，也与很多患者相处和谐，甚至成为朋友。

1959 年冬天，我刚读大二不久，学校安排我们下乡参加登封医疗队，深入基层农村防治当时的常见病。那时我虽然读了多年医书，但实在谈不上有什么临床经验。到了登封，当地乡镇卫生院院长介绍我们是省里来的先生。乡亲听了都对我们高看一眼。我顿时感到一种实实在在的压力，同时也十分心虚。为了不使患者失望，我在患者面前尽量表现出自信，独处时则抓紧温习书本，背记方剂，尽全力为患者解除病痛，不枉所学。有一次，我们收到消息，一个患者需要救治。我们冒着大雪走了 5 里山路去看患者。途中听当地干部介绍患者情况：周某，女，40 岁，全身浮肿，肤色发亮，喘息不能平卧，只能端坐位，中午咳喘尤其明显，不能进食，病情严重。一路上我默默回忆平日所学，背诵相关汤头歌诀，思考如何诊治。见到患者后，结合望闻问切四诊，最后拟苏子降气汤、麻杏石甘汤、小青龙汤、葶苈大枣泻肺汤合为一方。因患者病情较重，故我开方剂量较大，麻黄 10g，紫苏子、莱菔子、葶苈子各 30g，桑白皮、紫菀、款冬花各 15g。当时中药还没有大规模生产销售，品种不全。我还亲自挖采鲜桑白皮并炮制 100g，供患者使用。回来后，我向师兄汇报诊疗过程。师兄说患者病情重，用药剂量太大，怕我初出茅庐，会出问题。我听了心情十分沉重，一夜未眠，不停地想象患者服药后反应会如何。早上 5 点多，我再也躺不住了，起身前往患者的家。我一路踏雪而行，因心中焦急，也顾不上寒风凛冽，路途艰难。快到时，远远望见房中灯光亮着，心中十分忐忑，担心把患者给治坏了。当时内心的焦灼，现在我仍然记忆犹新。敲开患者家门后，我抬头一看，患者正在吃饭。家属说患者病情大减，肿胀明显消退，已经过半，咳喘也明显减轻。听后我的心情是庆幸、欢喜、如释重负交织在一起，难以言表。患者和家属对我的早早到来非常感动，认为这是关心患者的表现，是真真切切地把患者放在心上，像亲人一样对待。回去后，我感悟《黄帝内经》所述，病重剂量宜重，病去剂量宜减轻，有病则病当之，无病则人伤之。"有故无殒，亦无殒也"。三诊后，患者的病情完全缓解，继服 10 余剂后痊愈。

我从河南中医学院毕业后，被分配到安徽中医学院附属医院工作，从这里开始了真正的行医生涯。刚走上工作岗位，我觉得一切都是陌生的。虽然经过本科六年的中医学习，提起经典条文、汤头歌诀，我能侃侃而谈，但初到临床，面对真正的患者，要望闻问切，要收集资料，要明确辨证，要遣方用药，都不是只要考试高分就能得心应手的。理论还不能有效联系实际，就显得非常空虚薄弱，甚至让我感到"束手无策"。作为初出道的年轻医者，行医的路程是极为坎坷和艰辛的。

但我的信念是坚定的。我很早就认为，作为医生，关心患者、爱护患者是一种美德，是一种责任，更是一种天职。哪里薄弱，就在哪里狠下功夫。于是，我勤奋苦读，学习先贤经验，拜访老前辈，更重要的是随访观察患者。随访是评价医疗效果可靠的指标，对患者的康复和之后的病情把握十分重要。

作为住院医师，我早上查房，下午和晚上再去病房，看望我的患者，随时观察患者的病情变化，了解药后效果。效果好，可以总结提高；效果差或者无效的情况，可以总结教训，认真分析，改变思路，调整治疗方案。这样不只技术水平能相应得到提高，心里也觉得踏实。并且，我多观察、多了解患者，和患者沟通交流得多，患者也能感到温暖，对我非常感激，医患之间的关系和感情由此进一步拉近。

对于门诊和出院的患者，我也坚持做好随访。那个时代，通信设施不像现在这样方便。想联系患者，只有去患者家。我就在空闲时间步行去患者家中随访。有的患者住得远，我也不认识路，就骑自行车，或者搭公共汽车，根据病历中记录的地址一路打听，其间也遇到了不少困难，我都努力一一克服，坚持随访。

后来我到河南省中医院工作，都是把门诊患者的资料保留好。很多患者的病情和治疗方案，我都熟记在心。患者如果没有及时复诊，我觉得病情需要的话，都会打电话问一下情况。对住院患者，主治医师请我会诊时，每次会诊后，都交代他们及时跟我说一下用药情况。有时他们临床工作繁忙，我都主动打电话询问。特别是一些癌症、危重、发热患者，更应该勤随访，细心观察，开阔思路，找出新的治疗方法，使患者改善症状，减轻痛苦，延长寿命。很多患者病情较重，有不同程度的心理问题，我也想办法开导，使患者树立战胜病魔的信心。疾病虽然复杂多样，但医生做到尽心尽力，也能得到一份心安。长久下来，我获得了不同程度的心得体会，相应的技术也有所提高，和患者也加深了感情，增强了友谊。患者对我非常信任和感激，也经常带着家人和亲戚朋友前来就诊。这样来往次数多了，很多患者和我非常亲近，逢年过节还来看望。这也更体现了医患关系的融洽和重要性。

我常对学生说：一张方子开出去，十来味药患者吃下去，会有什么情况，我们当大夫的，自己都要多了解，要担起责任。要在临床中，坚持做到诊治、随访、调整、提高这一行医方式，这是我们重要的工作内容，一辈子都不能丢。只有耐心、细心地做好随访，才能及时了解病情变化，明确药物疗效，总结临床经验，提高技术水平，才能担得起患者和家属的期望，真正做到努力为患者减轻痛苦，不愧对医生这个职业。

第二章　学术思想

中医事业得以历数千年而不衰，主要原因是它的主导思想是唯物辩证的。长期以来，中医用这种思想方法指导临床实践，积累了丰富的经验，保证了中华民族的生存和繁衍，因此是科学的。

我对中医充满信念和信心，但欲成良医谈何容易？ 50 余载的行医生涯，岁岁磨砺，历历艰辛，终于实现了少年夙愿，为此，感触颇深，并将一生的经历总结为"博采众长勤耕耘，仁心仁术济苍生"，并以之作为自己的座右铭。

一、辨证论治　审证求机

辨证论治是中医临床治疗的基本原则，中医治疗疾病有其规律性，但也有其灵活性，对同一种疾病的治疗措施，往往可以因时因地而有所差异，在同一患者的处理上往往可以因疾病发病过程的证候变化，治疗方法亦不相同。临床上如何进行辨证论治，实际上就是在中医理论基础上，正确分析病机问题，正如国医大师周仲瑛教授提出的"审证求机"学术观点，我对此观点颇为赞同，因为切合临床实际，许多疾病，特别是疑难病症，病因病机错综复杂，难以定性，必须认真分析病机及其相互夹杂的病理，然后才能给以正确治疗。

病机，是指疾病的病因、病位及疾病过程中变化要理。前人从实际中把疾病的某些类同的证候，归纳于某一病因或某一脏的范围内，作为辨证求机的依据，列为十九条，掌握这些病机，对于一些比较复杂的证候起执简驭繁的作用。例如"诸风掉眩，皆属于肝"，故临床常见之眩晕、中风、震颤等病多从肝论治：肝风内动，肝火旺盛，肝阳上亢，上扰清窍而致之眩晕，症见眩晕，耳鸣，头目胀痛，头重脚轻，遇烦劳郁怒加重，颜面潮红，急躁易怒，肢麻震颤，口苦，舌质红，苔黄，脉弦数，治以平肝潜阳，清火息风。正如叶天士《临证指南医案·眩晕门》华岫云按云："经云诸风掉眩，皆属于肝……下虚者，必从肝治，补肾滋肝，育阴潜阳，镇摄之治是也。"方用羚羊钩藤汤、镇肝熄风汤加减治之。药如天麻、钩藤、石决明、夏枯草、代赭石、生白芍、桑寄生、牛膝、杜仲等。而痰湿阻络，痰涎壅盛，肝风内动，夹痰上扰所致之中风，治以益气健脾、涤痰息风、补肾利湿为主。正如朱震亨《丹溪心法》中所云："中风大率主血虚有痰，治痰为先，次养血行血；或属虚夹火（一作痰）……湿土生痰，痰生热，热生风也。"常以自拟定眩汤（太子参、炒白术、茯苓、生白芍、竹茹、枳实、陈皮、法半夏、山茱萸、川牛膝、泽泻、炒葶苈子、甘草、大枣、生姜）治之，每获佳效。又如"诸湿肿满，皆属于脾"：老年性浮肿，尿检无异常者，多因脾肾亏虚，症见双下肢浮肿，早轻晚重（按：脾主四肢，脾属阴，脾气虚，故晚上重。久病及肾，形成脾肾亏虚）。常以益气健脾、温阳利水法治之。方用补中益气汤合济生肾气丸加减（党参、生黄芪、炒白术、茯苓皮、防己、生白芍、生薏苡仁、生山药、山茱萸、怀牛膝、泽泻、赤小豆、肉桂、制附子、炒车前子、冬瓜皮、炙甘草、大枣），多有良效。再如"诸痛痒疮，皆属于心"：顽固性荨麻疹，多方治疗无效，针对这一病理机制，在除风、燥湿、止痒的基础上酌加栀子、黄连、连翘以泻心火，常获殊效。

我从临床实践中认识到"病机十九条"虽然不能把所有病因病机包括在内，但熟读和掌握，对临床辨证论治具有重要指导意义。也正如原文所谓"疏其血气，令其条达，而致和平""万举万全，气血正平，长有天命"，否则将会导致治疗上的错误或贻误病情，违背中医辨证论治的原则。

二、权衡标本　知常达变

标本，语出《素问·标本病传论》，是通过辨别病症的主次、本末、轻重、缓急来决定治疗的准则。标本有多种含义：从人体与致病因素来说，人体的正气是本，致病的邪气是标；从疾病本身来说，病因是本，症状是标；从疾病的新与旧、原发与继发来说，旧病与原发是本，新病与继发是标；从疾病所在来说，在内的为本，在外的为标。临床上根据疾病的不同情况，从标本的关系中找出主要矛盾，予以适当的治疗。

急则治标，缓则治本。疾病的过程是复杂的，往往矛盾不止一个，有主要矛盾和非主要矛盾，治疗必须抓住主要矛盾，治其根本。但矛盾常有变化，有时非主要矛盾在一定条件下可上升为主要矛盾。如支气管哮喘，往往是本虚标实，虚是正气虚，实是邪气实，当感受新邪时，咳喘加重，当以治标为先，常以小青龙汤解表化饮、止咳平喘治之；待缓解后，再以治本为主，法当益气补肾，纳气止咳平喘。方用人参胡桃汤加味（《济生方》），酌加蛤蚧、五味子、冬虫夏草、紫河车等。又如小儿疾病，多因外感停食，尤其感冒发热反复发作者，应于感冒未发之时以消积化滞为主。如症见头发枯燥、手足心热、厌食、腹中时有隐痛者，多为疳积，治以健胃消食，消积导滞，以提高机体免疫功能。常用郑吉云经验方（鸡内金、穿山甲、炙鳖甲、炒槟榔、番泻叶、砂仁各15g，焦三仙各10g，上药共为细面，1～5岁小儿，每次9g；5～7岁，每次10g）。

对于慢性咳喘患者，多标本兼顾。治以益气活血，止咳平喘。常以自拟方止咳平喘汤（太子参、丹参、生麻黄、百部、杏仁、桃仁、五味子、淫羊藿、地龙、炒枳壳、炒苏子、炒莱菔子、炙紫菀、炙款冬花、甘草）治之，屡获佳效。

三、重视预防　善治"未病"

中医运用辨证论治的方法，把难治病消灭于萌芽阶段，即"圣人不治已病治未病"。这是中医经典著作《黄帝内经》最早提出的。这一学术思想，两千多年来，一直指导着中医的临床医疗实践，说明古代医学家也重视预防医学的研究，用"治未病"的学术思想促进医学的发展，不断提高医疗技术水平。我从临床实践中感悟到，对于一些慢性疾病、难治之症，采取"治未病"的预防治疗措施，收效较为满意，现列举病案几例，以便将临床"治未病"的思路分述如下。

例1：感冒

李某，男，54岁，教师。2004年9月14日初诊。

患者自述习惯性感冒3月余，稍遇风寒即感冒，出现鼻流清涕，头痛，咳嗽，肢体酸软无力，缠绵不解。曾服三九感冒灵冲剂、重感灵等药物，症状虽能得到缓解，但未能巩固。现症见面色淡白，头目昏沉，畏风汗出，神疲乏力，纳差口淡，舌淡红，苔薄白而腻，脉沉缓。此乃脾虚气弱，卫外不固。遂用自拟防感汤（党参12g，黄芪25g，炒白术12g，防风 10g，茯苓 12g，生山药 30g，砂仁 10g，陈皮 6g，炙甘草 10g，大枣 5 枚，生姜 2 片），具有益气健脾、调和营卫、预防感冒等功能。连投 20 余剂，诸症悉除，体质较前增强。后以补中益气丸、防风通圣丸交替应用，以资巩固。随访未出现反复。

按语： 患者系体虚感冒，经云："正气存内，邪不可干""邪之所凑，其气必虚。"肺主人一身之气，脾为后天之本。脾虚气弱，中虚卫阳不振，则卫表不固，肌腠不密，易感风邪，故用玉屏风散加味组成"防感汤"。方中用党参、黄芪补益中气，固表止汗；伍山药、白术、砂仁、茯苓、大枣、炙甘草健脾，补中焦以旺生化之源，使气血充盈，则固实卫外之力更宏；防风走表而助参、芪益气屏御风邪；佐陈皮健脾理气，使补而不滞；同时姜、枣配合应用，可防止补气过壅之偏，以扶正祛邪，调和营卫，营卫和则脾胃自不失其常度。全方配合，具有益气健脾、固表止汗、调和营卫、预防感冒之功。

例2：慢性支气管炎

周某，男，62 岁，农民。2003 年 10 月 11 日初诊。

患者患慢性支气管炎 3 年之久，每逢冬季加重，出现咳嗽痰多，色白黏稠，胸闷气喘，纳差，四肢酸沉无力，遇风寒则触发，舌质淡白，苔白腻，脉沉细而滑。X 线片提示两肺纹理增多。西医诊断为支气管炎。此乃肺脾俱虚，年老体弱，久病及肾，痰气上逆，肺失宣肃，则咳喘作矣。治宜标本兼治，遂用自拟益气宣肺固肾汤（太子参 15g，炙黄芪 15g，丹参 15g，炙麻黄 6g，杏仁 10g，地龙 12g，炙紫菀 12g，炙款冬花 12g，胡桃肉 10g，五味子 10g，淫羊藿 15g，炙甘草 6g）。诸药合用，共奏补气宣肺、活血化痰、止咳平喘之功。连服 16 剂，咳喘等症基本已平，改用六君子汤合二陈三子养亲汤化裁治之。方药：太子参 12g，炒白术 12g，茯苓 12g，生山药 30g，陈皮 6g，法半夏 12g，炒枳壳 10g，炒苏子 10g，炒莱菔子 10g，炒白芥子 10g，砂仁 10g，五味子 10g，淫羊藿 15g，大枣 5 枚，生姜 1 片，以益气健脾、祛痰和胃、补肾固本。连服 21 剂，病情稳定，缓图而愈。后以补中益气丸、香砂六君子丸调理善后。随诊 1 年未发。

按语： 初诊方中麻黄、杏仁相合为宣肺降气、止咳平喘要药；紫菀、款冬花润肺化痰止咳；五味子敛肺滋阴，多用于久咳虚喘；地龙通经活络、止咳平喘；太子参、黄芪、甘草补益肺气，养阴生津，提高机体免疫力，以复肺脏宣肃功能；丹参活血祛瘀，可增进肺泡毛细血管网气体弥散，改善血液循环和肺的宣肃功能，使痰液更易排除；淫羊藿、胡桃肉、五味子补肾纳气，以利肺气之肃降。经过治疗，虽然患者的病情趋于稳定阶段，但机体抗病能力差，病变尚未完全消除，容易复感外邪，而使病症突发或加重，因此必须重视缓解期的治疗，主要以扶正固本为主，以促进机体虚损脏器逐渐复元，提高机体自身抗病能力。

该患者主要表现为肺脾肾功能低下，故在治疗上以改善肺脾肾功能为重点，采取益气健脾、祛痰和胃、补肾固本之法，使正复邪去，痰邪无源，咳喘自愈。此为治疗和预防本病的关键措施。

例 3：肝郁症

杨某，女，28 岁，工人。2004 年 5 月 10 日初诊。

患者精神抑郁，情绪易于波动，善太息，胸闷胁痛，头晕，纳差，四肢乏力，舌淡红，苔白腻，脉弦细。此乃肝气郁结，脾失健运。治以疏肝解郁，健脾和胃。方用逍遥散加味治之。方药：当归 12g，柴胡 12g，炒白术 12g，炒白芍 12g，薄荷 6g，茯苓 12g，甘草 6g，制香附 10g，郁金 12g，鸡内金 10g，大枣 4 枚，生姜 1 片。全方具有疏肝解郁、健脾和胃之功。连服 18 剂，患者上述症状已除，饮食正常，精神好转，遂用逍遥丸、香砂六君子丸调理而愈。

按语：方中柴胡、香附、郁金、薄荷疏肝解郁，理气止痛；当归、白芍养血调肝；白术、茯苓、甘草、鸡内金、大枣、生姜益气健脾和胃。肝属木，主疏泄，能帮助脾胃运化，若肝失疏泄，木强克土，则肝病就会传脾，以致运化失司而肝脾合病。因此，当肝病尚未传脾时，就应该在治肝药中合入健脾和胃之品，以防止肝病传脾。正如《金匮要略》所说："夫治未病者，见肝之病，知肝传脾，当先实脾"，就是这个道理。

总之，临床上的许多疾病，特别是难治之病，均可从"治未病"的方面认真研究和探讨。根据临床观察，对支气管哮喘采取"冬病夏治"，即在夏季三伏天，使用益气健脾温肾之剂，可增强人体抗病能力，则冬季发病明显减轻，而且容易控制。再如患脂肪肝的患者，用茶疗药膳（生山楂 500g，生决明子 500g，分次泡水代茶饮用）的治疗方法，一般 2～3 个月可获明显疗效，且能辅助降低高血压，亦能达到治疗和预防的目的。

临床上，医术再高明的大家也难免有"望病兴叹，无力回春"的时候，生老病死乃是人类无法改变的规律，但是如果以"治未病"的学术思想指导临床，至少可以阻断或延缓某些疾病发展的进程，把"难治病"消灭于萌芽之中。因此，为医者应时刻以"不治已病治未病"的准则要求自己，不断提高业务技术水平，探求新的治疗规律，才能造福百姓，无愧于医林。

四、辨证思路明　巧治疑难病

疑难病是指辨证和治疗方面均感棘手的一大类疾病，或病因不明，或病机不清，或治法不精，或无特效之方，或无应验之药。《黄帝内经》《伤寒论》《金匮要略》等中医经典著作中，多称其为"难治""难已""不可治""不治"等。余虚度医林 50 余载，治疗疑难病症疗效平平者甚多，但指下回春者亦为数不少，在治疗疑难病症方面积累了一点经验，总结了一定的辨治思路，今不揣浅陋，将点滴心得形成文字，望能抛砖引玉，启迪后学。

1. 疑难病的临床特点

（1）临床表现繁多、复杂、稀奇、隐匿。疑难病的临床表现往往不循常规，有悖常理，令人难以捉摸，甚则无症可循。如胸痹病当以胸部刺痛或闷痛为主要表现，但有一部分却以牙痛或腹痛为主要表现，极其容易误诊，非经验丰富、见多识广者，难以见微知著，窥其真机。再如乙肝、高脂血症、艾滋病等无任何临床症状时期，中医历代古籍无此记载，没有明确认识，故治疗上无从下手，实为难矣。

（2）病因病机错综复杂。疑难病属于单一病因者较少，大多是由综合因素作用而成，如水湿、痰饮、瘀血并见。疑难病的病机更是错综复杂，虽为同一患者，却表现出相反的病机，如上热下寒、上寒下热、表寒里热、表热里寒、虚实并见、表虚里实、上实下虚、脏实腑虚、腑实脏虚等，给辨证带来很大困难。

（3）数病相合，病情多变。疑难病多不是单一病种，而是多种疾病集于一身，或脑出血与心肌梗死共患，或风湿病与肺结核相兼，或肝炎与肾炎并存。其病情亦多有变化，或由寒化热，或由实转虚，或因痰致瘀，或因热盛成毒。因此，医者在治疗疑难病时，当细审病因，详察病机，知常达变，综观全面，方能起沉疴、克顽疾，成为中医大家。

2. 疑难病的辨证思路

（1）从瘀着手。中医自古就有"久病多瘀"之说，清代叶天士明确提出"初气结在经，久则血伤入络""久病血瘀""瘀生怪病"等理论。常见的与血瘀有关的疑难病有各种疼痛、肿瘤、积聚、肿胀、黄疸、失眠、月经不调等。即使在这些疑难病辨证中没有血瘀的特征表现，也不能排除在疾病发展过程中兼夹瘀血的可能。在治疗"久病顽疾"中，既要考虑到气血不足的一面，更应注意从瘀着手。我曾治一位王姓患者，两上肢肿胀，时肿时消，发作时两手活动受限，间断性发作 10 年之久，各处求治不愈。至本处诊治时，思之其病年久，病初气结在经，病久血伤入络，气滞血瘀，气化功能失常，水湿停滞，发为肿胀，故治以行气活血化瘀法，疏其病气，"去宛陈莝"，则气血畅，营卫和，病气乃去，其病愈矣。又如余在治疗顽固性失眠时就是采用血府逐瘀汤加黄连、半夏，重用半夏 30g，往往能见奇效。

（2）从痰论治。疑难病的痰多为广义之痰，中医有"百病多由痰作祟""怪病多痰"之说。痰证的表现形式各异，既可阻于气道，表现为痰声辘辘、苔腻、脉滑等有形之痰；也可阻于经络、经隧、清窍等处，成为无形之痰。临床上，咳喘、呕吐、眩晕、胸痹、中风、痹证、积聚、梅核气、痰核、癫狂、妇女不孕症等，从痰入手，常有效验。余在治疗痰湿型眩晕时常采取自拟定眩汤，以健脾化痰、降逆和胃、补肾利湿，多能收效。

（3）痰瘀同治。中医素有"痰瘀同源""痰瘀同病"之说，二者既是病理产物，又是致病因素，同为津液所化，互生互助，相互影响。《血证论》亦有"血积既久，亦传化为痰水"之说。痰瘀同见，可以见于多种疾病，如中风、胸痹、痹证、癥瘕、积聚、神志病、肿胀病等。因此，痰瘀同治是针对疑难病症的重要思路。余在治疗上述疾病时多采用活血化瘀消痰法，多能见效。

（4）应用单方、验方。我认为，在疑难病症治疗中，采用常规的辨证论治方法收效甚微，若针对疾病的特殊本质而采用专方专药，往往能收到较好疗效。俗语云"单方一味，气煞名医"，这句话是很有道理的。单方、偏方大多是专方专药，往往针对性很强，对某种病症有时会收到意想不到的效果。药物本身也是具有特殊性的，即使是同类药，也都具有区别于他药的特殊功用，如青蒿治疟、金钱草治结石、茵陈退黄疸、五味子降酶、延胡索止痛等，在临床上遇到以上病症，往往随证伍入，提高疗效。临床上遇到高脂血症、脂肪肝等常用生山楂、生决明子适量泡水代茶饮用，效果亦比较明显。

总之，疑难病的辨证治疗，是在错综复杂的病理变化中，准确恰当用药，达到左右逢源。其治疗效果取决于临床医生的理论基础、临床经验、辨证思维方法、处方用药及剂量等多种因素。因此，对疑难病的辨证治疗，能够显示一个临床医生的综合水平。医者必须有扎实的理论基础，丰富的临床经验，正确的辨证方法，灵活开阔的辨证思路，才能在临床辨治疑难病时得心应手，收桴鼓之效。

第三章 临证验案精选

内科医案

一、面部湿疹

病案 1

王某，女，26 岁。2020 年 1 月 7 日初诊。

主诉：颜面部瘙痒、红斑 1 周。

现病史：1 周前，患者无明显诱因出现面部瘙痒，不能耐受，搔抓后不能缓解，随后出现面部红斑，涂抹地奈德乳膏后，症状缓解不明显，纳可，眠可。舌质红，苔厚腻，脉滑数。二便可。

辨证：肺胃湿热，血热毒邪蕴结肌肤。

治法：清热凉血，泻肺解毒。

方药：玄参 12g，生地黄 12g，赤芍 12g，牡丹皮 10g，虎杖 12g，地骨皮 10，苦参 10g，白花蛇舌草 30g，蒲公英 15g，蜜枇杷叶 10g，桑白皮 12g，连翘 15g，炒山楂 10g，栀子 9g，甘草 8g，桔梗 10g，白芷 10g。14 剂，日 1 剂，早晚分 2 次温服。

2020 年 1 月 21 日二诊：服药后瘙痒明显减轻，可以耐受，面部湿疹较前减少，纳可，眠可，舌质红，苔黄，脉濡数，二便可。守上方 14 剂。

服药后患者诸症缓解，随访未见复发。

按语：《素问·至真要大论》云"热淫于内，治以咸寒，佐以甘苦"。本案因邪热入营，出现面部红斑，予以玄参滋阴降火解毒，生地黄凉血滋阴，牡丹皮、赤芍清热凉血，活血化瘀，可收化斑之效。连翘清热解毒，轻宣透邪，使营分之邪透出气分而解，即叶天士所说："入营犹可透热转气。"《绛雪园古方选注》云："肺气本辛，以辛泄之，遂其欲也……桑皮、甘草，其气俱薄，不燥不刚，虽泻而不伤于娇脏。"复以地骨皮之苦，泻阴火，平肺气；枇杷叶降肺气；白花蛇舌草、蒲公英、栀子清热解毒；虎杖清热解毒、利湿；苦参清热燥湿止痒；炒山楂消食化滞；桔梗载药上行；白芷引药入阳明经。诸药合用，共奏清热凉血、泻肺解毒之功。

病案 2

李某，男，22 岁。2020 年 6 月 16 日初诊。

主诉： 颜面部瘙痒、红疹 1 周，加重伴背部渗出性丘疱疹 1 天。

现病史： 患者近期因进食肥甘厚腻于 1 周前晚间出现颜面部瘙痒、红疹，予以抗过敏、抗感染治疗，效果不佳，1 天前，背部出现对称性丘疱疹，有渗出性倾向，大小形态各异。舌质红，苔黄腻，脉濡数。素喜食辛辣、肥甘厚味。

辨证： 湿邪化热，蕴结肌肤。

治法： 清热凉血，泻肺化湿解毒。

方药： 土茯苓 30g，黄芩 10g，生薏苡仁 30g，白茅根 30g，生地黄 12g，牡丹皮 10g，赤芍 12g，生山楂 10g，桑白皮 10g，枇杷叶 10g，茵陈 12g，蒲公英 12，白花蛇舌草 30g，白芷 10g，连翘 15g，败酱草 10g，丹参 15g，夏枯草 12g，大贝母 10g，甘草 10g。14 剂，日 1 剂，早晚分 2 次温服。

2020 年 6 月 30 日二诊：服药后面部瘙痒、红疹明显减轻，可以耐受，背部渗出性丘疱疹较前明显减少，纳可，眠可，舌质红苔腻，脉濡数，二便可。守上方 14 剂。

服药后患者诸症缓解，随访未见复发。

按语： 根据四诊情况，该患者面部湿疹为体内湿毒内盛，予以土茯苓、薏苡仁、白芷、茵陈清热祛湿解毒，生地黄凉血滋阴，牡丹皮、赤芍、丹参清热凉血，活血化瘀，可收化斑之效；连翘清热解毒，消痈散结；桑白皮泻肺；黄芩清肺热；枇杷叶降肺气；白茅根清热利尿；白花蛇舌草、蒲公英、夏枯草、大贝母、败酱草清热解毒散结；生山楂消食健胃，祛瘀活血；甘草调和药性。诸药合用，共奏清热凉血、泻肺化湿解毒之功。

二、痹证

陈某，女，40岁，郑州人。2021年7月8日初诊。

主诉：腰部以下发凉，下肢及脚尤甚1年余。

现病史：1年前，患者于流产手术后半月余，冒雨涉水约行两里路到家，后出现腰以下发凉，如坐凉水中，下肢及脚尤甚，盖棉被才能入眠，遂予以西医治疗，具体用药不详，效果不佳。纳可，眠差，二便可，脉沉细，舌淡红，苔薄白，舌下络脉稍明显。

辨证：寒痹。

治法：益气活血通脉，温经散寒。

方药：生白术80g，茯苓70g，生薏苡仁70g，桂枝10g，车前子10g（包煎），党参15g，黄芪30g，当归10g，制附子10g，川牛膝15g，仙茅10g，淫羊藿10g，仙鹤草30g，炙甘草6g。10剂，日1剂，早晚分2次温服。

2021年7月27日二诊：服上药后，下肢发凉稍有好转，纳可，眠可，二便可，脉弦细，舌质淡红，苔薄白。上方制附子增至20g，加川芎10g，威灵仙15g，细辛5g，鸡血藤30g，干姜6g。10剂，日1剂，早晚分2次温服。

2021年8月10日三诊：服药后下肢发凉较前显著好转，脉沉细，舌质淡红，苔薄白。守二诊方，制附子增至30g，干姜增至10g，加丹参30g，羌活10g。10剂，日1剂，早晚分2次温服。

患者基本痊愈，继服10剂，随访未见复发。

按语：患者为《金匮要略》所述之肾着病，乃流产后冲任亏虚，复外感寒湿而致病发。"肾着之病，其人身体重，腰中冷，如坐水中，形如水状，反不渴，小便自利，饮食如故，病属下焦，身劳汗出，衣里冷湿，久久得之，腰以下冷痛，腹重如带五千钱，甘姜苓术汤主之"。方以甘姜苓术汤为主，重用白术，结合患者冲任不足之前因，酌加温补冲任的黄芪、党参、当归，久病及肾，故加仙茅、淫羊藿、仙鹤草益精血、补肾壮阳，附子、细辛祛除少阴之寒，威灵仙、鸡血藤、丹参、羌活、车前子益气活血通脉。诸药共奏益气活血通脉、温经散寒之效。国医大师张志远临床大剂量应用白术、茯苓、薏苡仁，未发现不良反应。张师亦指出，白术虽可利腰脐之气，但在临床应用时仍需注意两点，一乃利气散血必须生用，二须大剂量投用方能起效。

三、水肿

周某，女，74岁，许昌市人。2021年9月6日初诊。

主诉：腰及两下肢浮肿，反复发作，劳累后加重年余。

现病史：患者面部萎黄，精神不振，肢体倦怠，腰膝酸痛，两下肢浮肿尤甚，时轻时重，劳累后浮肿明显加重。经当地中西医治疗无果，日益加重，故前来求诊。舌淡胖，苔滑腻，脉沉细而滑。

辨证：脾肾阳虚。脾阳虚，水湿不化；肾阳虚，不能化气行水，水湿内停，久病伤及肺气，肺气亦虚，以致肺、脾、肾三脏功能失调，加之久病多瘀，造成水液代谢失调，发为水肿。

治法：益气健脾补肾，化瘀利水。

方药：党参15g，生黄芪30g，炒白芍12g，丹参20g，防己12g，茯苓皮30g，生山药30g，三棱10g，莪术10g，巴戟天12g，淫羊藿15g，泽泻12g，炒车前子10g，冬瓜皮30g，甘草6g，大枣25g。10剂，日1剂，每日2次温服。

2021年9月16日二诊：服药后下肢浮肿渐消，精神较前好转，腰痛减轻。舌淡红，苔薄白，脉沉缓。按上方继服15剂。

2021年10月1日三诊：服药后精神大有好转，肢体较前有力，浮肿显著减退，发作次数减少。舌淡红，苔少，脉沉缓。按上方加白术10g，继服15剂。

2021年10月16日四诊：浮肿基本消退，其余症状逐渐消失。患者满意，要求再进10剂，以资巩固。

按语：患者年老体虚，根据病情，与肺、脾、肾功能失调有关，系水液代谢功能失调。在水液代谢的过程中，肺气宣发肃降、脾气升降转输、肾阳蒸化，以及三焦水液升降功能，起着重要作用。脾气转输运化失常，则中焦水道不通；肾阳不蒸化，则下焦水道不通，加上病久多瘀，久病及肾，水液代谢失调，发为水肿。方用党参、黄芪、防己、茯苓皮、山药益气健脾利水，丹参、三棱、莪术行气活血化瘀，巴戟天、淫羊藿补肾阳、化气行水，泽泻、冬瓜皮、车前子渗湿利水消肿，大枣、甘草调理脾胃以助消肿之效。全方具有益气健脾、补肾活血利水之功。

四、咳嗽（咽源性咳嗽）

李某，女，34 岁，安阳人。2021 年 9 月 11 日初诊。

主诉：咳嗽呈间断性发作月余。

现病史：患者初患感冒，继则咳嗽不止至今，常遇风或冷气，出现咽痒即咳，痰少，伴胸闷气喘，咳嗽甚则无休止，夜不能寐，曾在当地治疗，未见明显改善，故前来求治。舌淡红，苔薄白稍腻，脉滑。

辨证：气虚风痰上扰，肺气失宣。

治法：御风降气止咳。

方药：生黄芪 15g，白术 12g，防风 10g，当归 12g，桔梗 10g，僵蚕 10g，炒苏子 15g，炒莱菔子 15g，炙紫菀 12g，炙款冬花 12g，连翘 12g，甘草 6g。7 剂，日 1 剂，每日 2 次温服。

2021 年 9 月 18 日二诊：药后咳嗽、胸闷气喘显著减轻，舌脉同前。效不更方，原方继服 7 剂而愈。

按语：经观察，大量咳嗽患者，素体脾胃虚弱者多，肝郁化火，影响肺经者亦不少见。余认为，当受冷气或异味，刺激咽喉，产生痉挛，导致肺气壅塞，肺气上逆，故咳嗽不已。方用玉屏风散加味治疗，一方面增强御风屏障，加当归、桔梗、僵蚕活血解痉；配苏子、莱菔子降气止咳；更配紫菀、款冬花化痰止嗽；连翘、甘草清热散结，和中益气。诸药共奏御风宣肺、降气止咳之功。

五、酒积证

黄某，男，40 岁。2021 年 10 月 26 日初诊。

主诉：腹胀、呃逆半月余。

现病史：患者近半月来出现腹胀、呃逆、胃脘部烧灼感，精神差，目昏，头重如裹，进食辣椒后症状加重，既往有大量饮酒史，眠差。舌绛红，苔白厚略干，边有齿痕，脉弦大略缓。

辨证：湿热困脾。

治法：清利湿热，健脾和胃。

方药：葛根20g，枳椇子10g，炒黄芩9g，姜半夏10g，川厚朴10g，炒吴茱萸5g，黄连5g，干姜15g，藿香10g，焦神曲10g，炒麦芽10g，炒栀子10g，炒白芍12g，当归9g，生地黄20g，煅瓦楞子15g，生山药20g，生鸡内金10g，茯苓15g，炒车前子15g，木香10g，砂仁4g。10剂，日1剂，分早、中、晚3次温服。

2021年11月12日二诊：述目昏、精神差较前明显改善，无腹胀、呃逆、烧心，无头重如裹，平素常见口腔糜烂伴有血疱，牙龈肿痛，夜眠差，多梦易醒。舌淡苔白，舌尖略红，边有齿痕，脉弦大略数。予上方改生地黄30g，加肉桂3g，去木香、砂仁，继服10剂。

按语：酒积证，多由于长期大量饮酒，加之过食辛辣、肥甘厚味之品，易耗伤津液，损伤脾胃。本案患者苔白厚即提示滋腻妨碍脾胃运化；舌绛红即提示津液受损而有虚热；脉弦大略缓，提示肝血已不足，故应肝脾胃同调。本方整体取葛花解醒汤之意，改用葛花为葛根，是因为葛根为阳明经药，既解酒积之烦热又生津止渴，还可升清阳之气，使中焦脾胃气化如常。合用枳椇子解酒护肝，《本草纲目》云："能败酒味，若以其木为桩，则屋中之酒皆薄也。"酒为湿热之品，停积胃中，湿热痰浊阻碍中焦气化，胆气上逆，故而腹胀、呃逆、烧心。用木香、干姜调气温中；砂仁、藿香醒脾胃而化湿浊；神曲解酒消积；煅瓦楞子治胃酸以止烧心。肝血虚而肝热上扰，故而影响睡眠，加吴茱萸、黄连清肝经热，引热下行，两药相互制衡，不至过燥，也不至过寒。再用茯苓、车前子、栀子渗湿利水使湿热由小便而解。再加白芍、生山药、生地黄滋养阴液；当归活血柔肝。全方温脾胃、滋阴血、清湿热、消酒积，效果故显。10剂药尽，腹胀、呃逆、烧心、头重如裹等症皆消失；精神差、目昏症状也有所缓解。又言平素经常口腔糜烂伴有血疱，牙龈肿痛，故调整处方，去木香、砂仁，改方中生地黄为30g，增强滋阴补虚清热之功，加肉桂3g，引火归原，阴血足则浮阳自敛，虚热自退。

六、太阳伤寒入腑致尿血

李某，女，55岁。2021年10月12日初诊。

主诉：尿血3天。

现病史：患者坐车从外地来郑州时，因路上不好意思让司机停车，几个小时没有小便。又恰逢受风着凉，下午即感觉有些尿频，第二天就有轻微尿血，随即入院就诊。输液治疗两天，尿血有轻微缓解，但同时又觉得咽痛、鼻塞、耳痒，遂停用西药来诊。现症见尿频、尿血，伴有咽痛、鼻塞、耳痒。苔白少津，边有齿痕，脉浮滑略数。

辨证：湿热下注膀胱（太阳伤寒入腑之太阳蓄血）。

治法：疏风解表，清利湿热。

方药：炒荆芥穗12g，车前草30g，茯苓15g，泽泻15g，生甘草10g，怀牛膝15g，炒车前子15g，生苍术8g，生黄柏7g，焦神曲15g，炒谷芽12g，防风10g，柴胡10g，炒黄芩10g，生地黄15g，白茅根30g，干姜10g，生姜5片，大枣3枚。5剂，日1剂，分早、中、晚3次温服。

按语：由脉象看，本案患者有表寒，膀胱为太阳经之腑，故辨证为太阳伤寒入腑。因憋尿导致膀胱出现炎症，寒邪侵袭人体后传经，原是哪一经虚，邪气即容易传至哪经，且患者既往有过尿血病史，平素小便黄，膀胱腑原有积热，故表寒侵袭之后即沿足太阳膀胱经直入膀胱，寒凝血瘀，瘀而化热，导致尿血。张仲景《伤寒论》言："太阳病不解，热结膀胱，其人如狂，血自下，下者愈。其外不解者，尚未可攻，当先解其外；外解已，但少腹急结者，乃可攻之，宜桃核承气汤。"此证虽膀胱有热，因表证未解，故尚未可攻，仍宜汗解，祛风解表散寒与清热泻火并用，热消则尿血自止。方中荆芥穗、防风、柴胡祛风散寒以解表邪，为用药关键；黄芩、黄柏清膀胱之热；恐伤及脾胃，故用干姜以温中；一般伤寒患者，多用谷芽而不用麦芽，是因谷芽除健脾消积之外，还有解表的功用，故合焦神曲、炒谷芽健脾养胃，兼以解表；怀牛膝引药下行；膀胱为肾之腑，腑以通为用，故用白茅根、车前草、茯苓、泽泻清热利水渗湿，使膀胱之热随小便而下；生姜、大枣调和营卫。诸药合用，既解表寒，又清瘀热，里外和解，诸症皆愈。上方服1剂，症状即有所减轻，药尽痊愈。

七、头痛

王某，男，73岁。2021年3月19日初诊。

主诉：头痛月余。

现病史：患者年初时就诊于当地医院，当时正处于"倒春寒"的时节，无明显诱因出现颈部两侧肿胀，头痛，耳根部疼痛，伴有发热。查头颅 CT 诊断为脑梗死,输液治疗后白天头痛、耳根部疼痛有所缓解,晚上症状如初,做吞咽动作时加重,伴有汗出。出院后经家人介绍前来就诊。刻诊症状如前述,无其他不适。查舌质紫、有瘀斑,脉浮。

辨证: 表虚不固,太阳中风瘀滞经络。

治法: 祛风固表,通络止痛。

方药: 炒荆芥穗 10g,防风 10g,蔓荆子 10g,桑枝 30g,桔梗 10g,生甘草 10g,玉竹 10g,忍冬藤 30g,生黄芪 15g,炒白术 10g,茯苓 15g,生姜 3 片,大枣 3 枚。5 剂,日 1 剂,分早、中、晚 3 次温服。

按语: 颈部两侧是太阳经循行,风寒入太阳,寒凝血瘀,瘀而化热,所谓不通则痛,故用炒荆芥穗、防风祛风解表;桑枝、忍冬藤清热、通经络;汗出多为气虚不能卫外,晚上阳气弱而不敛,故而汗多,用黄芪、白术补中益气以卫表。黄芪、白术、防风三药相合,即为玉屏风散,对于卫虚表不固而自汗不止,或气虚感受风邪而自汗不止,具有良好的功效,是补气益卫、固表止汗的良方。蔓荆子清利头目,引药上行;玉竹气阴双补,且补而不滞,尤宜于风淫头痛;桔梗、生甘草清热利咽;生姜、大枣调和营卫。诸药相合,卫气得固,瘀滞得通。药后未曾复诊,直至半年后携老伴前来就诊才提及。原来,患者服 5 剂药后诸症皆消,药后未见症状反复,脑梗死确是误诊,后自行服上方 5 剂以巩固疗效,至今仍安然无恙。因亲身体验中药之捷效,故又携老伴前来就诊。

八、脑萎缩

王某,男,72 岁。2021 年 11 月 23 日初诊。

主诉: 左侧肢体活动不利、记忆力减退半年余。

现病史: 家属代诉。近半年来患者逐渐出现左侧肢体活动不利,左脚肿胀,走路缓慢,小便淋沥、失禁,记忆力减退,某医院诊断为老年痴呆。既往有房颤,曾做过两次射频消融术。舌暗紫,舌前左侧少苔。平素口服盐酸帕罗西汀片、阿托伐他汀、阿司匹林、心宝丸、盐酸美金刚、盐酸普拉克索片、多巴丝肼片。鉴于后三种药服用效果不明显,建议停服。

辨证: 肾精不足,瘀阻脑络。

治法: 益肾填精,活血化瘀。

方药: 生黄芪 30g,当归 10g,枸杞子 10g,山茱萸 15g,川续断

15g，炒白术15g，生山药20g，莲子10g，芡实10g，生地黄、熟地黄各10g，川芎7g，生鸡内金10g，桑螵蛸10g，制远志7g，桃仁10g，红花10g，怀牛膝12g，生黄柏8g，干姜10g。7剂，日1剂，分早、中、晚3次温服。

2021年12月1日二诊：服上药后，小便淋沥基本缓解，小便失禁较前明显改善，记忆力稍好转，脉略缓。守上方，改芡实20g，加覆盆子5g，五味子5g。

按语：肾主骨，骨生髓，脑为髓海，故脑萎缩的根本原因在于肾。又因脾主肌肉、四肢，肝主筋，故治疗可从肝、脾、肾入手。舌质暗紫表明有血瘀，故治疗以补虚为主，兼以活血。考虑患者年迈，阳气虚衰而阴亦不足，故治以温阳与补血并用。方中用黄芪、当归，是为当归补血汤，这里虽调整了用药比例，但仍取原方之意；枸杞子、山茱萸、生地黄、熟地黄大补肝肾之阴；干姜、白术益气温中；莲子、芡实、桑螵蛸健脾固肾涩精；远志入肾，具有益智开窍之功；桃仁、川芎、红花活血化瘀；川续断、牛膝固肾以强腰膝；黄柏引药入膀胱，清膀胱湿热。7剂药后复诊，小便淋沥基本缓解，小便失禁较前明显改善，记忆力稍好转，实为大改观。于是调整处方，改芡实20g；加覆盆子5g，五味子5g，以增强健脾补肾固精的作用，后期再随证调理。

九、急性肠梗阻

病案1

徐某，男，76岁。2018年12月20日初诊。

患者当时正在省人民医院住院，患有诸多老年慢性疾病，久病卧床。因突发腹部胀痛拒按、大便不通，欲求中医治疗，前来就诊。观舌象，大片剥苔，舌质红而有脱皮。证属热结腑实。

此为津液耗散，一派阳明腑热阴亏之象，需急下存阴，于是予大承气汤原方，因患者年老体虚，遂改用酒大黄10g，炒枳实15g，川厚朴10g，芒硝15g冲服。嘱家属取3剂，每两小时服1次，大便通且腹内觉空即可停服。1剂后大便即下，一日数次，质稀，腹胀且痛随即缓解，遂停服。随后开他药调理脾胃。

病案 2

王某，男，43 岁。2015 年 8 月 30 日初诊。

患者因脐周疼痛拒按，两胁绞痛，伴有肠鸣音，以急性肠梗阻为诊断，经急诊收治入院，治疗 1 天后症状无缓解，遂打电话求诊。分析诸症，有燥屎，有气滞，有停饮，虚实夹杂，证属实邪积滞，中阳虚衰，寒饮内停。

方药：藿香 10g，香薷 10g，炒白芍 10g，炒枳壳 10g，炒山楂 12g，炒莱菔子 12g，芒硝 9g（冲服），酒大黄 9g，川厚朴 10g，木香 10g，砂仁 7g，生姜 5 片。1 剂，每两小时服 1 次，分 3 次温服。

第二天患者即发来信息反馈，兹将原文引录于下：一服忘记放生姜，症状仅缓解；二服加入生姜，药入口即觉心下、腹部、两胁绞痛依次松懈，按之水声激荡，药过之处无不舒畅，一下午辗转反侧之奇痛顷刻瓦解；三服心下稍痞，服后一刻钟症状消失，丑时小拉一次，一夜安眠，果然达覆杯而愈之宏效。

按语：肠梗阻是临床常见病，而且复杂多变，属腹痛、关格、肠结的范畴，中医学将之列为急腹症。腑以通为用，张仲景《伤寒论》言大承气汤对急腹症疗效颇佳，对于胃腑实邪积热，上中下三焦俱盛，阴液耗损，大便秘结不通，表现为痞、满、燥、实、坚的症状尤为有效。然而有些病症虚实夹杂，单用大承气汤不能收到良好的效果。急者治其标，须先行气止痛。方中以大承气汤攻下通里；两胁绞痛为肝气郁结，故而加莱菔子、木香行气，白芍柔肝止痛；伴有肠鸣音表明有水饮留滞，为寒饮，须生姜温中，中焦温则寒饮去，且生姜兼有降逆的功效；肝气郁结则脾失健运，于是加藿香、香薷、砂仁醒脾化湿。此所以覆杯而愈之理。

十、口腔癌

杨某，男，8 岁。2016 年 10 月 21 日初诊。

主诉：牙龈溃烂月余。

现病史：患者上白齿两侧根部溃烂白腐月余，左侧重，张口及闭合时感觉疼痛，某医院诊断为口腔癌。家长拒绝化疗，经朋友介绍前来就诊。患者述近日白天低热，夜晚发热、盗汗。脉浮大数。

辨证：真阴亏损，胃火上炎。

方药：生地黄、熟地黄各7g，山茱萸8g，山药15g，牡丹皮5g，茯苓10g，泽泻10g，玄参15g，鸡内金7g，焦神曲10g，炒黄芩7g，熟附片5g，桂枝4g，细辛2g，生姜2片，大枣2枚。4剂，日1剂，分早、中、晚3次温服。

2016年10月25日二诊：白腐面积较前减小，疼痛基本消失，服药当天即退热。原方5剂继续服用。

2016年10月29日三诊：白腐已消大半。昨晚发热达37.4℃，舌尖红。上方去熟地黄，改生地黄15g，炒黄芩10g，加蒲公英、知母。

方药：蒲公英20g，生地黄15g，炒黄芩10g，知母7g，山茱萸8g，山药15g，牡丹皮5g，茯苓10g，泽泻10g，玄参15g，鸡内金7g，焦神曲10g，熟附片5g，桂枝4g，细辛2g，生姜2片，大枣2枚。5剂，日1剂，水煎，分3次服。

2016年11月4日四诊：白腐面积持续减小，面黄，偶有肌肉疼痛，舌尖红，有芒刺，脉浮弦略数。予上方改桂枝3g，蒲公英15g，炒黄芩7g，加桔梗7g，炒枳壳5g，炒莱菔子10g，去细辛。

方药：桂枝3g，蒲公英15g，炒黄芩7g，桔梗7g，炒枳壳5g，炒莱菔子10g，生地黄15g，知母7g，山茱萸8g，山药15g，牡丹皮8g，茯苓10g，泽泻10g，玄参15g，鸡内金7g，焦神曲10g，熟附片5g，生姜2片，大枣2枚。4剂。

2016年11月8日五诊：口腔白腐较前又减小，咽痛，鼻流浓涕，舌尖略红，苔白略厚。予上方改蒲公英10g，炒黄芩5g，加生甘草5g。

方药：蒲公英10g，炒黄芩5g，生甘草5g，桂枝3g，桔梗7g，炒枳壳5g，炒莱菔子10g，生地黄15g，知母7g，山茱萸8g，山药15g，牡丹皮5g，茯苓10g，泽泻10g，玄参15g，鸡内金7g，焦神曲10g，熟附片5g，生姜2片，大枣2枚。4剂。

2016年11月12日六诊：牙根部白腐仅剩一小片，昨日上学劈腿时扭伤，下午出现左大腿外侧疼痛。予上方加车前草。

方药：车前草10g，蒲公英10g，炒黄芩5g，生甘草5g，桂枝3g，桔梗7g，炒枳壳5g，炒莱菔子10g，生地黄15g，知母7g，山茱萸8g，山药15g，牡丹皮5g，茯苓10g，泽泻10g，玄参15g，鸡内金7g，焦神曲10g，熟附片5g，生姜2片，大枣2枚。4剂，日1剂，分早、中、晚

3 次服。

2016 年 11 月 15 日七诊：白腐仅剩一点。

方药：生地黄 12g，山茱萸 9g，山药 15g，牡丹皮 9g，茯苓 10g，泽泻 10g，玄参 15g，熟附片 3g，桂枝 3g，炒黄芩 5g，炙款冬花 5g，姜黄连 3g，生姜 2 片，大枣 2 枚。4 剂。

2016 年 11 月 19 日八诊：白腐消失，留有一小洞，伴瘙痒感，脉弦长有力略缓。予上方加当归 5g，黄芪 5g。12 剂。

2016 年 12 月 3 日九诊：患者述之后又自行服用 8 剂，共计 20 剂。左边几乎长平，右边渐愈，舌尖略红。予上方加白术 5g，焦神曲 6g，桔梗 5g。

方药：白术 5g，焦神曲 6g，桔梗 5g，当归 5g，黄芪 5g，生地黄 12g，山茱萸 9g，山药 15g，牡丹皮 9g，茯苓 10g，泽泻 10g，玄参 15g，熟附片 3g，桂枝 3g，炒黄芩 5g，炙款冬花 5g，姜黄连 3g，生姜 2 片，大枣 2 枚。7 剂。

2016 年 12 月 10 日十诊：左侧仍有一小洞未长好，舌尖暗红，苔白。

方药：黄芪 5g，当归 5g，桔梗 5g，甘草 5g，生地黄 10g，熟附片 3g，天麻 5g，炒白芍 5g，茯苓 5g，炒黄芩 5g，桂枝 2g，泽泻 5g，山茱萸 5g，生姜 2 片，大枣 2 枚。4 剂。

2016 年 12 月 13 日十一诊：症状如前述，舌尖略红，苔白，脉弦略涩。予上方加升麻。

方药：升麻 4g，黄芪 5g，当归 5g，桔梗 5g，甘草 5g，生地黄 10g，熟附片 3g，天麻 5g，炒白芍 5g，茯苓 5g，炒黄芩 5g，桂枝 2g，泽泻 5g，山茱萸 5g，生姜 2 片，大枣 2 枚。4 剂。

另：地骨皮 150g，每次 30g，煮水含漱。

2016 年 12 月 17 日十二诊：患处已愈合，舌尖略红，苔白，脉弦略涩。予上方改熟附片 2g。

方药：升麻 4g，黄芪 5g，当归 5g，桔梗 5g，甘草 5g，生地黄 10g，熟附片 2g，天麻 5g，炒白芍 5g，茯苓 5g，炒黄芩 5g，桂枝 2g，泽泻 5g，山茱萸 5g，生姜 2 片，大枣 2 枚。4 剂。地骨皮继续煮水含漱。

之后患者未再复诊，反馈已痊愈。

按语：这个病例非常难得，因为从始至终，没有被西医或者其他的任何治疗干预，而是用纯中医治愈。在治疗过程中，我深切感受到医患之间的相互信任对病情有着极大的帮助。

分析此症，白齿根部肌肉腐烂，中医以疮治之即可。脾主肌肉，且上牙根部属阳明经循线，胃火上炎，低热又耗伤真阴，故治以滋阴培元兼清虚热、助运化。方中以桂附地黄汤滋真阴元阳；用黄芩清气分虚热，这里的黄芩需清炒，小儿脾胃功能弱，炒制免伤脾胃，而又不失清热本质；细辛具辛散之性，能散浮热，又善治口舌生疮；玄参滋阴，热入阳明用之最宜；鸡内金、神曲消积健脾，鸡内金又可助脾胃运化，以便更好地吸收。

4日后复诊，家长说服药当天即退热，药尽，白腐面积较前略有减小，疼痛较前明显减轻，于是效不更方，原方再取5剂继续服用。5日后复诊，白腐面积已消大半。来诊前一晚低热达37.4℃，舌尖红。此并非病情转化，为余热未清，故于原方增强滋阴清热、消肿化毒之力，于是上方去熟地黄，改用生地黄15g，炒黄芩10g，加蒲公英20g，知母7g。仍取5剂。5剂药尽，患处面积较前又有缩小，且服药期间未见发热，但伴有肌肉疼痛，舌尖红有芒刺，脉象浮弦略数。此有表邪客于肌肉，且内有积热，故前方去细辛，改桂枝3g，蒲公英15g，炒黄芩7g，加桔梗7g，炒枳壳5g，炒莱菔子10g。此后仍随证改方。11月15日复诊，患者白腐已消九成，仍用桂附地黄汤化裁。《本草纲目》载："款冬花、黄连等份，为细末，用唾津调成饼子。先以蛇床子煎汤漱口，乃以饼子敷之，少顷确住，其疮立消也。"方中炙款冬花和姜黄连即是此意。药后复诊，患处腐烂果然尽消，尚留有一小洞，伴有瘙痒感，故于上方加当归5g，黄芪5g，取当归补血汤之意，气血足则脾胃吸收，营养充足。服此方20余天，再诊时左边白齿根部基本长平，右边也将恢复完全，予上方再加健脾益气之药继续服用。愈是到最后，恢复得愈慢，愈是不能着急，需慢慢调补，慢慢恢复。12月13日复诊，左侧仍残留一点未长全，于是调整处方。方中天麻甘平，归肝经，具有息风止痉、平抑肝阳、祛风通络的功效，因其味甘质润，尤善补肝阴。《本草正义》言："盖天麻之质，厚重坚实，而明净光润，富于脂肪，故能平静镇定，养液以息内风，故有定风草之名，能治虚风岂同诳语。今恒以治血虚眩晕……"《外科正宗》用玉真散（天麻、南星、白附子、防风、白芷、羌活等份为散）治破伤风之痉挛抽搐、角弓反张，内服外用皆用此散，因外之伤平陷，气血虚故也。治疗后期用黄芪、桔梗、升麻、甘草补其气；当归、生地黄、天麻、白芍、山茱萸、大枣补其阴液；熟附片、桂枝、生姜升其阳。此为创口凹陷不平之正治也。药后复诊，患处已完全愈合，看不出任何异样，予上方熟附片减为2g，再服4剂，以资巩固。

十一、脑外伤致脑内出血

杨某，男，43岁。2020年10月7日初诊。

主诉：外伤致昏迷2周。

现病史：患者于9月24日因车祸致颅内出血入院，当时出现神志不清，左前额骨裂，烦躁，伴吸入性肺炎，发热，喉中痰鸣，大便干，四肢瘫痪，言语不利，在ICU住院至今。为求进一步治疗，患者家属前来寻诊。症状如前述。

辨证：痰蒙清窍，瘀阻脑络。

治法：化痰开窍，化瘀通络。

方药：生黄芪24g，石菖蒲10g，怀牛膝15g，酒大黄9g，赤芍10g，桃仁10g，土鳖虫5g，钩藤20g，生地黄25g，茯苓15g，水蛭5g，侧柏叶15g，炒山楂10g。5剂，水煎，日1剂，分3次温服。另嘱每天服2粒安宫牛黄丸。

2020年10月15日二诊：调整处方，加炒白芍10g，制远志10g，川续断15g，枸杞子10g。白芍敛肝阴兼活血；川续断、枸杞子滋补肝肾，补骨填髓；制远志肺肾双理，实为理痰妙药。5剂，煎服法同前。

2020年10月23日三诊：患者于10月22日由ICU转入普通病房，精神差，谵妄。

方药：生黄芪24g，当归9g，炒白术10g，川续断15g，土鳖虫6g，炒黄芩10g，炙紫菀10g，焦神曲10g，制远志10g，石菖蒲10g，炒白芍10g，北沙参15g，桔梗10g，怀牛膝15g，生甘草10g，炒麦芽10g，骨碎补10g，丹参20g。5剂。

2020年10月28日四诊：家属述患者于10月25日意识清楚，无躁动不安，可搀扶行走。10月27日患者能张口说话，行走无须搀扶，仍输液治疗。予15日方再服5剂。

2020年11月3日五诊：患者已出院，现记忆错乱，左眼视物模糊，左前额仍有瘀血，左脸颊有钛片，右脑轻微萎缩，下颌骨裂，进流食，痰少，住院期间配合针灸辅助治疗。舌略紫，苔白略厚腻，脉弦略缓。

方药：生黄芪 30g，当归 10g，炒白术 10g，川续断 15g，生地黄 25g，石菖蒲 10g，制远志 10g，炒白芍 12g，怀牛膝 15g，骨碎补 10g，生甘草 10g，丹参 20g，怀菊花 8g，焦神曲 10g，生山药 20g，生鸡内金 10g，枸杞子 10g，桃仁 10g，桔梗 10g，炒黄芩 10g。7 剂。

另：水蛭 50g，土鳖虫 50g，打粉装胶囊，每次 4 粒，每日 3 次口服。此药破瘀血而不伤新，又能化腐生新，打粉服用，疗效较汤药更佳。此时正气逐渐恢复，但仍是虚证，故扶正与祛邪双管齐下。因患者是外伤所致，也需兼顾。全方以补气和血、化瘀生新为主。土鳖虫不仅可以破血消瘀，还可续筋接骨，对外伤尤宜。

2020 年 11 月 12 日六诊：患者意识清楚，精神可，视力较前明显改善，血糖 8.2mmol/L，血压高，近 2 天嗜睡，服药后便溏。舌淡紫，舌底青筋，苔白略厚，脉弦略细。因反馈中药和胶囊一起服用时便溏，故将润肠之药减量，适当增添健脾酸涩之药。山茱萸有酸涩收敛之效，实则敛正不敛邪，且补益肝肾，是补肝阴良药。予上方改炒白术 15g，炒白芍 10g，丹参 30g，怀菊花 5g，去炒黄芩、桃仁，加山茱萸 12g，炒扁豆 20g。7 剂，煎服法同前。中药胶囊仍继续服用。另嘱每天 2 粒安宫牛黄丸，水化开与汤药同服。家属恐院方不同意中药并用，故将药汁内加入小米粥，嘱托护士每日 2 次通过鼻饲喂入。

按语：安宫牛黄丸醒脑开窍，是众所周知的救命良药。脑外伤导致出血，血止必会留瘀，所以汤剂以化瘀止血为主。黄芪除了补气，还可增加药物在体内的气化运行之力；石菖蒲醒脑开窍；怀牛膝引血下行，收敛元阳归根；桃仁、赤芍活血化瘀；钩藤平肝，以防血虚生风，再生他症；脑出血患者最忌大便干燥，故加酒大黄，酒炙有升提之性，又兼活血，上可化脑中瘀血，下可涤肠通便。服药 2 天后患者即开始苏醒，脱离神志不清状态。方中水蛭、土鳖虫破血消癥，化瘀而不伤新血，常人惯用打粉冲服，此时不便，故入汤剂煎服。随后调方巩固调养，月底已正常上班。

十二、发热

病案 1：麻黄汤原方治疗伤寒发热

杜某，女，6 岁半。2019 年 3 月 11 日初诊。

代主诉：发热、头痛1天。

现病史：患儿昨晚发热达39.4℃，自行服用退烧药后热退，今早量体温38.6℃，再次服药后微有汗出，前额及双侧太阳穴疼痛，咽痛，吞咽时症状加重。脉浮弦略数。

辨证：太阳伤寒表实。

治法：发汗解肌。

方药：生麻黄5g，桂枝6g，杏仁7g，炙甘草5g。2剂，水煎，日1剂，分3次温服。

服药后热退，微汗即止。

按语：《伤寒论》原文："太阳病，头痛，发热，身疼，腰痛，骨节疼痛，恶风，无汗而喘者，麻黄汤主之。"外感风寒表实证的辨证关键在于无汗。但有些情况，比如强行服药发汗后，症仍不减者，是否还能用麻黄汤呢？我们就此病案进行讨论。患者就诊前一日发热达39.4℃，服西药后热退，次日早晨又发热至38.6℃，服药后微微汗出。值得注意的是，此时的微微出汗，并非是自主性汗出，服药则出，不服则无汗。且患者伴有前额及双侧太阳穴疼痛、咽痛等症，可知风寒表邪仍在太阳，并未传经，仍属于麻黄汤证。于是给予麻黄汤原方调整药量，并一再嘱托稍稍出汗即可，切勿使大汗淋漓，倘若服1次即微微汗出，便可停服。1剂药尽，微汗，热渐退。

病案2：儿童高热惊厥

张某，男，4岁。2021年1月19日初诊。

患儿1岁时曾高热惊厥，伴有抽搐，父母随即打电话求诊，遂令其用葛根10g，白僵蚕6g，蝉蜕6g，煎煮后温服。初服惊厥便有所缓解，药尽即止。随后患儿家属要求开成方备用，于是处方如下。

方药：葛根10g，白僵蚕6g，蝉蜕6g，全蝎3g，炒白芍8g，炙甘草6g，姜半夏6g，柴胡8g，炒莱菔子10g，生姜3片，大枣2枚。备用，2剂即可。

3年来，患儿每遇伤寒发热时速煎服此方，此后再无高热惊厥发生。

按语：儿童为稚阳之体，形气未充，高热时容易引起肝风内动，出现惊厥抽搐等症状，且儿童多脾胃虚弱，容易积热，故治疗儿童高热惊厥时，除了退热止痉之外，用药时必须要兼顾脾胃，保证腑气畅通。

病案3：新生儿腹泻发热

姚某，48天，4斤7两。

患儿自出生便开始腹泻，伴有发热，医院诊断为新生儿肠炎，虽完善相关检查，仍未找到确切病因，建议转入上海某医院治疗，电话咨询后，医院建议准备20万治疗费用，无奈之下前来就诊。此时患儿已出生48天，体重不过4斤7两（2.35kg），腹泻，伴有发热，哭声响亮。

辨证：脾虚泻。

方药：炒白术4g，茯苓5g，炒白扁豆7g，莲子5g，芡实5g，黄连炭3g，金银花6g，党参4g，炙甘草4g，焦神曲4g，黄芩炭4g，干姜2g，炒谷芽5g。与陈小米1撮共煮，米熟汤成。6剂，每次20mL，每日5～6次。

服药后，患儿热退，大便逐渐减少，6剂后大便基本正常，每日1～2次。

按语：从中医学角度讲，水之消化，较难于谷，阳衰土湿，脾阳陷败，不能蒸水化气，则水谷混合，下趋二肠，而为泻利。刚出生的婴儿，脾胃尚未发育完全，消导功能偏弱，加上用药日久，消炎、抗菌药等皆伤脾胃，故从脾胃论治。该方以四君子汤健脾补中。干姜、神曲、谷芽温中散寒，健脾消积。一般西药会对脾胃造成损伤，故多用神曲，以保护胃黏膜。白扁豆专入脾经，既助四君子汤健脾，又能和中止泻。莲子、芡实补中固涩，且莲子兼养心，所谓虚则补其母。肺与大肠相表里，金银花入肺经，散湿消肿毒兼止泻利。黄芩、黄连厚肠止泻，炒炭抑其苦寒之性，增加厚肠功用。谷物精微最善养脾胃，故加入陈小米。服药后，大便次数逐渐减少，两日左右热即退，直至药尽，腹泻基本痊愈。

附：流行性感冒验方

2019年冬天，甲型流感来势汹汹，大部分儿童被传染。接诊众多病例后发现患者症状基本相似，起初仅表现为咽部不适，伴有咳嗽，接着开始发热，全身乏力，嗜睡，有些患者还伴有四肢疼痛及恶心、干呕、腹痛、腹泻等症状，故而疏此验方广为告知，使不便面诊者可自行抓药服用。

方药：怀菊花8g，金银花20g，忍冬藤30g，炒山楂8g，贯众20g，生苍术 10g，白僵蚕 8g，川厚朴 8g，杏仁 10g，炒连翘 12g，焦神曲 10g，炒谷芽 10g，玉竹 8g，炙甘草 8g，防风 10g，生姜 3 片，大枣 3 枚。2 剂，每 2 小时服 1 次，发热不退服第 2 剂。

临床随证化裁即可，屡试效验。用此方基本上 1～2 剂热退，3～4 剂痊愈。

十三、腮腺炎

病案 1

朱某，女，6 岁。2019 年 7 月 31 日初诊。

患者双侧面颊肿胀，按之疼痛，牙龈肿痛，伴有低热，两日未解大便。此因肠胃积热，胃火上炎，则大便不通；脸颊肿痛拒按，则为实热。诊断为痄腮与阳明腑热同病。腮腺炎实为一种病毒所致，中医学认为是阳明腑热，即仲景名方白虎汤证，故用白虎汤化裁。方中以玄参代替粳米，滋阴清热，辅以连翘、板蓝根、金银花清热解毒。

方药：生石膏 20g，知母 9g，板蓝根 15g，金银花 15g，生甘草 5g，细辛 1g，连翘 10g，炒莱菔子 12g，玄参 10g。3 剂，日 1 剂，分 3 次温服。

1 剂大便通，3 剂药尽，热退肿消。

病案 2

刘某，男，59 岁。2021 年 7 月 17 日初诊。

患者曾经两次因脑梗死致下肢活动不利前来就诊，治疗收效颇良，故患者很是信任。2021 年 7 月 17 日，患者无明显诱因出现面部肿胀疼痛，遂打电话求诊。症见面部肿胀，牙龈肿痛，伴高热，体温 39℃，无恶寒、怕风等症状。

辨证：热毒壅盛，瘀阻络脉。

方药：防风 12g，贯众 20g，金银花 30g，蒲公英 30g，黄芩 10g，柴胡 10g，生甘草 10g，当归 10g，蜈蚣 1 条。3 剂，日 1 剂，分早、中、晚 3 次温服。

另嘱用新鲜芦荟外抹。3 剂药尽，热退，肿消，疼痛消失。

按语：本案与病案 1 虽然都是腮腺炎，但却不能同治。本案患者因为大便不干，没有明显的阳明腑热之象，故白虎汤明显不适用。患者行动不便，久居家中，未与外界接触，故排除被传染的可能。思索再三，以清热解毒、活血通络论治。

十四、郁病

杨某，男，22岁。2021年4月22日初诊。

主诉：睡眠差、精神不振数月。

现病史：患者经常于凌晨2～4点惊醒，醒后再难入睡，同时伴有左侧偏头痛、恶心欲呕、精神差等症状，大便时干时稀。2016年曾患急性心肌炎。舌尖红，有芒刺，边有齿痕，苔厚腻水滑，脉弦略涩，重按有力。

辨证：脾虚湿盛，痰郁化热，兼有心胆气虚。

方药：炒白术10g，炙甘草10g，柴胡10g，炒黄芩9g，党参15g，姜半夏10g，茯苓15g，陈皮10g，炒枳实10g，北沙参15g，生山药20g，生鸡内金10g，桑枝30g，麦冬10g，桂枝10g，生姜5片，大枣3枚。7剂，日1剂，分早、中、晚3次温服。

另：大块大青盐250g，炒热后倒入一碗凉水，煮沸1分钟后关火，待水凉后喝水致吐，待吐干净后再喝汤药。

2021年4月29日二诊：患者服药期间凌晨2～4点惊醒4次，醒后可再次入睡，恶心欲呕较前稍缓解，左侧偏头痛明显改善，服大青盐后吐出黏条状痰。舌尖红，有芒刺，边有齿痕，苔白略厚略腻，脉弦略涩略数。

方药：炙甘草15g，炒黄芩10g，黄连5g，姜半夏10g，干姜12g，陈皮10g，茯苓15g，炒白术10g，炒吴茱萸6g，山茱萸15g，党参15g，川厚朴10g，炒枳实10g，桂枝10g，麦冬10g，姜竹茹10g，大枣5枚。7剂。

2021年5月20日三诊：患者述服药期间夜间惊醒2次，仍左侧偏头痛，伴有恶心，夜间偶有饿醒，伴心慌。舌尖红，有芒刺，边有齿痕，苔白满布略厚，脉弦略数。

方药：制龟甲12g，石菖蒲10g，制何首乌15g，炒白芍15g，生龙骨、生牡蛎各15g，炙甘草15g，炒黄芩10g，黄连5g，姜半夏10g，干姜12g，陈皮10g，茯苓15g，炒白术10g，山茱萸15g，党参15g，川厚朴10g，炒枳实10g，桂枝10g，麦冬10g，姜竹茹10g，大枣5枚。7剂。

7剂药后，患者痊愈。

按语： 分析本案，患者舌苔厚腻水滑，提示脾虚痰盛；胆胃气逆，故恶心反胃；左侧偏头痛，且脉弦而有力，应是肝阳上亢；考虑患者曾患心肌炎，有心虚胆怯之嫌，故以温胆汤合小柴胡汤化裁拟方。大青盐平时虽不常用，但针对脾虚痰湿之证效果极好。依法服下后患者果然吐出大量黏条状痰，继而再服药，便会避免痰湿阻滞所致药不下行。7剂药尽，夜间惊醒4次，醒后可再次入睡，相较之前每日惊醒稍有成效。此外，恶心欲呕、左侧偏头痛等症状均有所减轻，脉象稍有缓和。于是调整处方，用甘草泻心汤、二陈汤、温胆汤化裁，以降逆、理痰、清胆热，治疗心虚胆怯。《伤寒论》言："伤寒中风，医反下之，其人下利日数十行，谷不化，腹中雷鸣，心下痞硬而满，干呕，心烦不得安。医见心下痞，谓病不尽，复下之，其痞益甚。此非结热，但以胃中虚，客气上逆，故使硬也，甘草泻心汤主之。"心虚胆怯，触事易惊，或梦寐不祥，短气悸乏，或自汗，谵妄不寐，合目则惊，皆为气郁生涎，涎与气搏。7剂药尽，夜惊大有减轻，服药期间只犯两次。随脉象调整后再取7剂。后来患者反馈，7剂药后，所有症状均已消失。

十五、伤寒药后大汗致阴茎疼

王某，男，36岁。

患者1天前因感冒、发热前来就诊。舌前剥苔，边有齿痕，苔白略厚略腻。辨证属桂枝汤证，于是拟桂枝汤变方。

方药：桂枝12g，炒白芍12g，炙甘草8g，桑枝30g，玉竹10g，生姜5片，大枣5枚。2剂，日1剂。并嘱其不可令大汗淋漓。

因取药不便，患者在院外一家药店取药，察觉中药质量不如我院，担心药力不足，所以自行将两剂药并做一剂煎煮服下。下午6时服药后，患者夜间持续汗出，且一喝水就出汗，汗后身凉，次日早晨体温37.2℃。见体温仍不降，就再次服药，药尽热退，但阴茎疼得厉害。于是开方如下：生地黄30g，甘草10g，煮水代茶饮。服用2天即愈。

按语： 一般情况下，感冒伤寒的患者，会嘱咐患者及家属微微出汗即可。微微出汗则表寒解，倘若大汗，即伤阴。《伤寒论》桂枝汤提纲云"阴弱者汗自出"，厥阴之脉循阴器而行，大汗后阴则更弱，真阴亏损，故出现阴茎疼的症状。那么这个情况该怎么处理呢？只需两味药即可：生地黄30g，甘草10g。生地黄大滋真阴，生甘草梢治疗茎中疼。两者煮水代茶饮便可痊愈。

曾经有一个患者，当时给她拟方也是桂枝汤变方，因既往有鼻衄不止的经历，故叮嘱其服药后症状只要大有缓解，即立刻停服。取药时听闻代煎是5剂起煎，便自行多加两剂。患者服用2剂后症状缓解，觉得将药丢了可惜，就连续服用了两天，结果又鼻衄不止。在普通百姓看来，感冒是小病，要么不治，要么为了早日痊愈而过度治疗。在中医看来，感冒并非小病，因为感冒最易变生他症。《伤寒论》中治疗伤寒的基础方也就是麻黄汤和桂枝汤，其余40%的方剂都是治疗伤寒变证、坏证。所以，感冒无小事，既不能不治，也不能过度治疗，一定要谨遵医嘱。

十六、眼角癣

王某，女，48岁。2021年11月29日初诊。

主诉：双侧目内眦白癣、瘙痒3年余。

现病史：患者述3年多来，于秋冬季内眼角起白癣并伴有瘙痒感，在医院完善相关检查，显示白细胞、谷氨酰转移酶数值偏高，余无明显异常。现症状如前述，无其他不适。舌尖略红，舌底青筋，边有齿痕，苔薄白，脉弦细略涩。

辨证：脾虚湿盛，肝血不足，虚热上扰。

方药：木贼10g，菟丝子10g，蒲公英30g，生白芍10g，怀菊花5g，生甘草6g，炒白术10g，茯苓15g，生山药15g，生鸡内金10g，当归9g，白鲜皮10g，桑叶10g，乌梅6g，生姜3片，大枣3枚。10剂，日1剂，分3次温服。

另：木贼10g，蒲公英30g，五味子10g，生黄连5g，菟丝子10g。10剂，煮水熏洗。

药后即愈。

按语：中医学认为有诸内必行诸外。脉象弦细略涩，主肝阴不足，血不足则脉涩；肝主目，肝血虚则燥，故痒。眼角处虽然表现出来是癣，实际上则是过敏，所有的皮肤过敏现象都与脾胃有关，脾虚则易生湿，胃气虚则气化升降失常，清阳不升，浊阴不降，湿邪停于经络，发于皮表；且恰好足阳明胃经起于鼻翼旁（迎香穴），夹鼻上行，左右侧交会于鼻根部，旁行入目内眦，故而整体从肝脾论治。《本草纲目》记载："治木骨者，用之磋擦则光净，犹云木之贼也。"木贼之名，以其能伐木也，肝为木，故木贼能入肝经。另载，木贼还具有升浮之性，与麻黄形似，所以也能发汗解肌、升散火郁风湿，治眼目诸血疾。因此，木贼可以使药效达于皮表，以疗此癣疾。菟丝子入肝肾，补虚。蒲公英清肝热。白芍滋阴。乌梅为厥阴肝经本经之药，味酸而滋补肝阴。怀菊花清肝热，亦能引药入肝，上行头目。脾土生肺金，脾虚则肺弱而皮毛不润，故加清热而润燥之桑叶。白术、茯苓、甘草、大枣补中气。生姜温中祛湿，并有辛散升发之性。山药补脾益肺。鸡内金健脾消积，又可助诸药运化吸收。诸药配伍，健脾胃，补肝血，气血和则癣自愈。外病可以内治，内病亦可以外治，所以药既可内服，也可以外用。为了使患者尽快痊愈，同时拟定外用方，令患者每天熏洗，使用效果甚好，药尽即愈。

十七、复视、眼肌无力

病案 1

董某，男，65 岁。2021 年 3 月 12 日初诊。

主诉：突发视物模糊、重影 10 余天。

现病史：患者述无明显诱因突发视物模糊，伴有重影，眼部检查并未发现明显异常。CT 示双侧上额窦囊肿，考虑为脑血管压迫。既往有左心室功能减退、右侧锁骨下动脉斑块、肺结节、腋下脂肪瘤、腰椎间盘突出症等病史，2012 年因外伤致腰 5 至骶 1 变形。现症状如前述，无其他不适。查舌质略紫，边有齿痕，舌底青筋，苔薄白津少，脉弦滑略数。

辨证：气血亏虚，瘀阻络脉，郁而化热。

方药：生黄芪 50g，怀菊花 10g，桑枝 30g，蔓荆子 10g，当归 10g，川芎 10g，丹参 30g，桃仁 10g，红花 10g，广地龙 10g，枸杞子 10g，木贼 10g，生甘草 7g，桂枝 8g，山茱萸 15g，炒山楂 10g，葛根 30g，茯苓 15g，泽泻 10g，炒决明子 20g，白蒺藜 20g，熟附片 10g，柴胡 6g，生姜 5 片，大枣 3 枚。10 剂，日 1 剂，分 3 次温服。

另：水蛭 50g，蜈蚣 50g，打细粉装胶囊。1 次 4 粒，日 3 次口服。

2021 年 4 月 1 日二诊：述视物重影已愈，舌质略暗紫，边有齿痕，舌底青筋，苔白满布，脉弦滑略数略细。予上方改桂枝10g，葛根15g，去木贼、炒山楂、蔓荆子，加生山楂10g，干姜10g。

方药：桂枝10g，干姜10g，葛根15g，生山楂10g，生黄芪50g，怀菊花10g，桑枝30g，当归10g，川芎10g，丹参30g，桃仁10g，红花10g，广地龙10g，枸杞子10g，生甘草7g，山茱萸15g，茯苓15g，泽泻10g，炒决明子20g，白蒺藜20g，熟附片10g，柴胡6g，生姜5片，大枣3枚。10剂。

按语：患者脉象弦滑而有数意，是为虚证。气虚则血不能行，血不行则周身失于濡养，故用补阳还五汤合桂附地黄汤化裁。此方既补气活血，又温通经络。方中以桑枝通经络，蔓荆子清利头目，怀菊花清肝明目，三药皆可引药上行；木贼、白蒺藜、决明子入厥阴肝经，清热明目退翳；葛根升清阳之气，改善供血不足；另外再以水蛭、蜈蚣打粉装胶囊服用，一是因为二药有腥臭味，直接冲服恐难坚持服用，二是二药为血肉有情之品，破血通络力强，经临床验证，打粉冲服或者装胶囊服用效果更佳。因工作繁忙，患者服药20余天后才来复诊。来诊时，视物重影已经完全消失，视力也基本恢复正常。于是予上方去木贼、蔓荆子，改炒山楂为生山楂，桂枝10g，葛根15g，再加干姜10g，以巩固疗效。

病案2

郝某，男，62岁。2018年7月28日初诊。

主诉：左侧眼睑下垂两月余。

现病史：患者述因视物模糊两个多月，前去医院就诊，诊断为重症肌无力，服用西药治疗无效，前来求中医治疗。现症见神志清，精神一般，视物模糊，按压左眼外眼角时伴有重影，左侧眼睑下垂。查舌苔白厚略腻，脉弦滑，双寸弱。

辨证：脾虚湿盛，痰瘀互结。

方药：生黄芪15g，炒白术10g，生苍术10g，生薏苡仁30g，桑枝30g，广地龙10g，茯苓30g，炒麦芽12g，陈皮10g，党参15g，炒白芍15g，桂枝10g，炙甘草7g，车前子12g，忍冬藤30g，葛根30g，生姜3片。15剂，日1剂，分3次温服。

另：全蝎50g，蜈蚣50g，水蛭50g，打细粉装胶囊。1次4粒，日3次口服。

2018年8月13日二诊：患者述视物模糊较前好转，左侧眼睑下垂较前稍改善，6天前左眼能睁开一半。舌尖红，舌下纡曲，苔白厚腻少津，左脉浮弦数，右寸弱。

方药：生黄芪15g，桑枝30g，怀菊花10g，木贼10g，荆芥20g，炒牛蒡子10g，广地龙10g，蒲公英30g，忍冬藤30g，生苍术15g，生薏苡仁30g，生甘草10g，玄参30g，桂枝10g，生白芍15g，党参15g，茯苓15g，生姜3片，大枣3枚。15剂，日1剂，分3次温服。

另：全蝎50g，蜈蚣50g，水蛭50g打细粉装胶囊。1次4粒，日3次口服。

2018年8月30日三诊：左侧眼睑下垂较前明显改善，每天下午5～7时左眼干涩、流泪，用湿毛巾擦掉分泌物后减轻，双眼仍视物模糊。舌尖暗红，苔白厚略腻，脉细弱，右寸极弱。予上方改黄芪25g，荆芥10g，加炒决明子15g，枸杞子15g，升麻5g。

方药：生黄芪25g，桑枝30g，怀菊花10g，木贼10g，荆芥10g，炒牛蒡子10g，广地龙10g，蒲公英30g，忍冬藤30g，生苍术15g，生薏苡仁30g，生甘草10g，玄参30g，桂枝10g，生白芍15g，党参15g，茯苓15g，炒决明子15g，枸杞子15g，升麻5g，生姜3片，大枣3枚。15剂。

2018年9月17日四诊：左侧眼睑下垂基本痊愈，按压左眼外眼角时无重影。舌尖红，边有瘀斑，苔白厚津少，有裂纹，脉浮弦数，双寸关重按弱。

方药：党参15g，麦冬10g，五味子3g，怀菊花10g，枸杞子10g，薄荷3g，木贼10g，生苍术10g，炒白芍15g，蒲公英30g，炒麦芽10g，生地黄20g，生甘草8g，炒连翘12g，生姜3片，大枣3枚。15剂，日1剂，分3次温服。

按语：患者视物模糊，按压左眼外眼角时伴有重影，左侧眼睑下垂，医院诊断为重症肌无力。我认为该诊断不够确切，不能仅此就定义为肌无力。从中医学角度讲，上下眼睑属脾，脾主肌肉，眼睑下垂应是眼肌无力，属脾虚。而目系连脑，视物模糊伴有重影，或与脑神经有关。此为中医学之"痿病"。双寸脉弱提示气分弱，气弱则血行无力；舌苔厚腻提示体内痰湿重，痰阻经络，故而此案应从肝脾论治。方中黄芪、党参、白术补气健脾；苍术助脾运化；薏苡仁健脾利湿又可除湿痹；茯苓、陈皮、炙甘草、生姜健脾祛痰湿；麦芽健脾又可清肝热；白芍养肝之阴；桂枝达肝之阳；葛根入阳明经，解肌升清阳之气；车前子既滋补肝肾，又可使湿邪由小便而出；桑枝、广地龙祛风通经络；而全蝎、蜈蚣、水蛭打粉服用，有祛风通络、破积化瘀之功。患者服药前眼睑下垂，觉得眼球几乎无法转动，在服药6天后，左眼已能自主睁开一半，服药半个月，视物模糊也得以改善。左脉浮弦，此是肝血不足；舌苔仍腻，舌下纡曲，是痰凝血瘀所致。于是调整处方，仍取15剂。方中怀菊花、木贼清肝明目，入血分；玄参滋阴清虚热；荆芥不仅可以解表发汗，《神农本草经》记载还可以下瘀血、除湿痹。此方服完后，眼睑下垂明显好转，仍视物模糊，每天下午5～7时左眼干涩、流泪，分泌物多，用湿毛巾擦拭后减轻。下午5～7时是肾经当令之时，眼涩、分泌物增多说明肾阴不足。肝肾同源，故要重补肝肾之阴，加炒决明子15g，枸杞子15g，以滋肝肾之阴，现代研究认为，决明子还可以营养视神经。脉细而略弱，故而黄芪加量至25g，改荆芥为10g，再加升麻5g以升清阳，清上浮之虚热，提气解肌。药尽，患者左眼已能正常睁开，闭合全无障碍，按压左眼外眼角已不见重影，于是调整处方，再服数日巩固治疗。

十八、面部痤疮

病案1

汪某，女，33岁。2020年10月21日初诊。

主诉：面部痤疮3月余。

现病史：患者述平时因工作经常饮食不规律，且不忌口，嗜食生冷、辛辣、油腻之品，时常腹泻；平素易熬夜，甚则黑白颠倒。既往做过胃息肉手术。现症见面部粉刺、白头，腹胀腹泻，伴有胃脘部疼痛，进食生冷、辛辣、油腻之品或熬夜后加重，喜热饮。舌质略紫，边有齿痕，苔白略厚，脉浮弦略涩，右寸重按弱。

辨证：太阴脾虚，肝木乘土。

方药：生黄芪15g，党参15g，炒白术10g，茯苓15g，姜半夏7g，干姜15g，川厚朴7g，炙甘草7g，当归9g，生山药20g，生鸡内金10g，延胡索10g，柴胡5g，焦神曲10g，高良姜10g，黄连炭5g，炒山楂8g，生姜3片，大枣3枚。15剂，日1剂，分3次温服。

嘱其清淡饮食，少熬夜。患者因路程较远，且工作不便，所以取了半个月的药。

2020年11月18日二诊：述面部粉刺、白头基本消失，只剩痘印，早起呕吐酸水。舌质略紫，舌尖略红，边有齿痕，苔白略厚，脉弦略涩。予上方加炒吴茱萸4g，生黄连5g，去黄连炭。

按语：脉浮弦为阴亏，右寸脉弱，为气弱，阴亏则肝火旺而出痘，气虚则痘不溃不敛。饮食不节，导致脾胃受损，肝木火旺则克脾土，脾虚则肝经气分不达，肝失于疏泄，脾失运化，才会经常腹泻。所以，本案从肝脾论治，才能解决根本问题。方中四君子汤补气；半夏、茯苓、甘草又有二陈汤之意；高良姜、干姜温中和胃；厚朴理气宽中；延胡索行气止痛；使用理气药时，一定要加理血药，故加当归补血活血；黄连炒炭既伐其苦寒之性以防伤脾胃，又可助力于肠胃黏膜的修复；生山药健脾固涩；生鸡内金健脾消积，既可助脾胃运化，防滋腻伤脾，又可促进药效吸收。1个月后患者方来复诊，但见脸上粉刺、白头基本消失，没有新出，只剩痘印，胃脘部疼痛较前缓解，早起呕吐酸水。于是在原方基础上稍做调整，去黄连炭，改生黄连5g，再加炒吴茱萸4g。

病案2

耿某，女，43岁。2021年4月7日初诊。

主诉：下颌部痤疮3年余。

现病史：患者自述下颌长痘，平素怕冷、怕凉。查舌质紫，边有齿痕、瘀斑，苔白略厚。

辨证：脾肾阳虚。

方药：炒白术10g，党参15g，姜半夏10g，炙甘草10g，干姜10g，桂枝8g，茯苓15g，炒麦芽10g，丹参20g，炒枳实10g，川厚朴8g，焦神曲10g，炒莱菔子15g，熟附片10g。10剂，日1剂，分3次温服。

2021年4月22日二诊：痘疹明显改善，遇凉干咳。舌质略淡紫，边有齿痕，苔白满布，略厚少津。上方改干姜15g，加炙百部10g，炙紫菀10g，炒黄芩7g。

方药：炙百部10g，炙紫菀10g，干姜15g，炒黄芩7g，炒白术10g，党参15g，姜半夏10g，炙甘草10g，桂枝8g，茯苓15g，炒麦芽10g，丹参 20g，炒枳实 10g，川厚朴 8g，焦神曲 10g，炒莱菔子 15g，熟附片 10g。10 剂。

药后痊愈。

按语：患者平素有怕冷、怕凉等明显的寒象表现。舌质紫，边有瘀斑，是很典型的脾肾阳虚证表现。阳虚则寒，寒则温之，故重在温肾健脾。肾中元阳充足则肾水上乘以济心火，上不热，下不寒。方中四君子汤补中；麦芽、神曲健脾；厚朴、枳实理气消积；莱菔子利气消谷；半夏燥湿和胃；干姜、附子、桂枝温阳；丹参活血化瘀。诸药合用，温肾健脾，理气活血，气血运行通畅，上下贯通，痘疹自会消散。10 剂药尽，痘疹果然明显改善，只剩痘印未消，仍怕冷、怕凉，但较之前已缓解许多，只需在原方基础上稍做调整即可。又 10 剂药后痊愈。

十九、经期面部痤疮

病案 1

李某，女，24 岁。2021 年 5 月 13 日初诊。

主诉：口唇周围痤疮于经期加重 1 年余。

现病史：患者述下颌、唇周长红肿痘，经期加重，平素经常熬夜（患者的职业为护士），偶有胃胀。查舌质淡紫，边有齿痕、瘀斑，苔白略厚少津，脉略沉弦略数。

辨证：脾气虚衰，肝阴不足，瘀而化热。

方药：党参 15g，炒白术 10g，炒麦芽 10g，柴胡 5g，炒黄芩 6g，炙甘草 8g，姜半夏 10g，生山楂 9g，陈皮 5g，制何首乌 15g，焦神曲 10g，茯苓 15g，川厚朴 8g，生姜 3 片，大枣 3 枚。10 剂，日 1 剂，分 3 次温服。

2021 年 5 月 25 日二诊：下颌未新出痘疹，只留痘印，胃已不胀。舌边齿痕，舌底青筋，苔薄白。予上方去制何首乌，加当归 9g，炒莱菔子 12g。

方药：当归 9g，炒莱菔子 12g，党参 15g，炒白术 10g，炒麦芽 10g，柴胡 5g，炒黄芩 6g，炙甘草 8g，姜半夏 10g，生山楂 9g，陈皮 5g，焦神曲 10g，茯苓 15g，川厚朴 8g，生姜 3 片，大枣 3 枚。10 剂。

2021 年 6 月 11 日三诊：痘印已淡化，苔白满布，津少，右脉略细弱。于上方改炒黄芩 5g，加生地黄 20g，麦冬 10g，生鸡内金 10g。

方药：炒黄芩 5g，生地黄 20g，麦冬 10g，生鸡内金 10g，当归 9g，炒莱菔子 12g，党参 15g，炒白术 10g，炒麦芽 10g，柴胡 5g，炙甘草 8g，姜半夏 10g，生山楂 9g，陈皮 5g，焦神曲 10g，茯苓 15g，川厚朴 8g，生姜 3 片，大枣 3 枚。10 剂。

2021 年 6 月 23 日四诊：痘疹、痘印基本消失，偶尔大便干。舌质略淡紫，舌底青筋，苔白津少，脉弦细。于上方去炒黄芩、川厚朴，改炒白术 12g。

方药：炒白术 12g，生地黄 20g，麦冬 10g，生鸡内金 10g，当归 9g，炒莱菔子 12g，党参 15g，炒麦芽 10g，柴胡 5g，炙甘草 8g，姜半夏 10g，生山楂 9g，陈皮 5g，焦神曲 10g，茯苓 15g，生姜 3 片，大枣 3 枚。10 剂。

按语：下颌、唇周为足厥阴肝经循行线，此处长痘提示肝经有热。患者因工作原因经常熬夜，熬夜耗伤肝血，肝阴不足，虚火上炎。舌有瘀斑，提示有血瘀，经期血虚而瘀重，故痘疹也会加重。肝木克制脾土，脾虚而中焦失运，气机升降失常，故胃胀。方中以小柴胡汤清肝经虚热；四君子汤健脾益气；麦芽、神曲、山楂消积化热；陈皮、厚朴燥湿理气；制何首乌入肝经，不仅可以补肝肾，还可以泻肝疗疮。10 剂药后，原来的痘疹只剩痘印，且没有新出，胃胀也缓解八成，故在原方基础上稍做调整。现代研究表明，何首乌具有一定的肝毒性，不宜久用，故去何首乌，加当归 9g 活血，炒莱菔子 12g 利气消谷。二诊仍取 10 剂。药后痘印较前淡化，胃胀已消，右脉略弱，故炒黄芩减量至 5g 以减轻方中苦寒之性，加生地黄 20g、麦冬 10g 以滋阴补血，鸡内金 10g 以消瘀通经。后又巩固治疗，服药 10 剂，痘印亦消。

病案 2

刘某，女，18 岁。2020 年 11 月 12 日初诊。

主诉：面部、背部痤疮 1 年余，闭经 3 个月。

现病史：患者自述近两三个月以来月经未来潮，面部、背部反复长痘，平素易手抖，生气时加重，喜冷饮，大便可。曾去医院就诊，诊断为多囊卵巢。现症状如前述，无其他不适。查舌质略淡紫，舌底青筋，苔白略厚少津，脉弦细。

辨证：气血亏虚，肝郁血瘀。

方药：当归 10g，川芎 10g，炒白芍 10g，生地黄 15g，炒白术 10g，茯苓 15g，干姜 10g，陈皮 10g，党参 12g，川厚朴 8g，枸杞子 10g，怀牛膝 15g，郁金 10g，生山楂 8g，炒麦芽 10g，益母草 15g，生姜 3 片，大枣 3 枚。14 剂，日 1 剂，分 3 次温服。

2020 年 12 月 9 日二诊：面部、背部仍有痘，月经未至。舌边齿痕，苔白略厚，脉略显大。于上方去白芍、生地黄、白术，加丹参 30g，鸡血藤 20g，菟丝子 10g。

方药：丹参 30g，鸡血藤 20g，菟丝子 10g，当归 10g，川芎 10g，茯苓 15g，干姜 10g，陈皮 10g，党参 12g，川厚朴 8g，枸杞子 10g，怀牛膝 15g，郁金 10g，生山楂 8g，炒麦芽 10g，益母草 15g，生姜 3 片，大枣 3 枚。14 剂。

2021 年 1 月 2 日三诊：面部痤疮减轻，月经按时来潮，量少，3 天结束，无血块。舌质略紫，边有齿痕，苔白略厚少津，脉弦滑略细。于上方去鸡血藤，改党参 15g，加生黄芪 24g，生地黄、熟地黄各 10g。

方药：生黄芪 24g，生地黄、熟地黄各 10g，党参 15g，丹参 30g，菟丝子 10g，当归 10g，川芎 10g，茯苓 15g，干姜 10g，陈皮 10g，川厚朴 8g，枸杞子 10g，怀牛膝 15g，郁金 10g，生山楂 8g，炒麦芽 10g，益母草 15g，生姜 3 片，大枣 3 枚。14 剂。

2021 年 1 月 21 日四诊：上方改黄芪 15g，加赤芍 10g。

方药：生黄芪 15g，生地黄、熟地黄各 10g，党参 15g，丹参 30g，菟丝子 10g，当归 10g，川芎 10g，茯苓 15g，干姜 10g，陈皮 10g，川厚朴 8g，枸杞子 10g，怀牛膝 15g，郁金 10g，生山楂 8g，炒麦芽 10g，益母草 15g，赤芍 10g，生姜 3 片，大枣 3 枚。14 剂。

2021 年 2 月 19 日五诊：面部痤疮消了八成，舌质略淡紫，舌底青筋，边有齿痕，苔白略厚，脉浮弦。于上方改川厚朴 5g，去黄芪、郁金，加川续断 15g，鸡血藤 20g。

方药：川厚朴 5g，川续断 15g，鸡血藤 20g，生地黄、熟地黄各 10g，党参 15g，赤芍 10g，丹参 30g，菟丝子 10g，当归 10g，川芎 10g，茯苓 15g，干姜 10g，陈皮 10g，枸杞子 10g，怀牛膝 15g，生山楂 8g，炒麦芽 10g，益母草 15g，生姜 3 片，大枣 3 枚。14 剂。

按语：西医学认为，多囊卵巢综合征是一种内分泌代谢疾病，由雄性激素过高引起，多表现为痤疮、月经异常、不孕、肥胖等。但中医学则认为，多囊卵巢与肝、脾、肾功能相关，是肝、脾、肾功能失调引起的虚实夹杂之证。肝藏血，肾藏精，脾胃运化精微以营养周身，肝、脾、肾司全身血脉，血脉瘀滞则不通，经血不下，血瘀而化热，热又伤阴血。本案患者喜冷饮，致脾胃虚寒，脾阳陷败则肝失条达、肾阳虚衰，肝郁则血瘀，瘀而不通，脾虚则湿盛，痰湿阻滞经络，故面部、背部反复痤疮。手抖为肝血虚而生风，生气加重即是佐证。因此，本案的治疗从补血活血、健脾温阳入手。方中四物汤补血；四君子汤补气；干姜、厚朴理气温中；郁金疏肝解郁；枸杞子补益肝肾，且偏补肝血；益母草调经行血，可治一切血证；怀牛膝可引诸药下行，入足少阴肾经，丹溪云："妇人得之，应归血海，故行血有功。"服药两周，脉略显大，此时加重活血通络药量，予上方去白芍、生地黄、白术；加丹参30g，鸡血藤20g，菟丝子10g。菟丝子补益肝肾，且与枸杞子合用，有促进排卵的功用。此方再服两周，药未尽月经即至，虽量少，但无血块，脸上的痘痘也减轻了许多。经量少表示气血仍有不足，而且脉象略细，于是调整处方，加重补虚用药，予上方去鸡血藤，改党参15g补中，加黄芪24g补气，生地黄、熟地黄各10g滋阴补血。服药两周，中间调整一次处方，又两周后，面部、背部的痘痘消了八成。后又随证调整用药半月余，即不复来诊。

二十、牛皮癣

耿某，女，38岁。2015年1月2日初诊。

患者自述17岁时曾患牛皮癣，治愈后很久没再发作，直至前几年又间断复发，且每次复发前都会感冒，口服和静滴西药、外用药膏好转。现症见全身点状牛皮癣，色红，扁桃体肿大，咳嗽，伴有咽痒。舌尖红，舌底青筋，苔白略厚。

辨证：脾虚湿盛，表虚不固。

方药：炙麻黄8g，桔梗10g，杏仁10g，桑叶20g，炙款冬花10g，炙紫菀10g，炙甘草8g，生薏苡仁30g，炒枳壳10g，炒白术10g，生苍术10g，茯苓12g，防风10g，当归10g，生姜3片。7剂，日1剂，分3次温服。

2015年1月8日二诊：仍有点状牛皮癣，色红，扁桃体微痛。舌尖红，苔白略厚。

方药：炒白术 10g，生苍术 10g，桑叶 20g，生薏苡仁 30g，蒲公英 30g，茯苓 15g，泽泻 15g，赤芍 10g，当归 10g，防风 10g，地肤子 10g，杏仁 10g，桔梗 10g，炙甘草 8g，炒枳壳 10g，姜皮 7g。7 剂。

另：木贼 150g，生香附 150g，百部 60g，蛇床子 60g，乌梅 30g。水煎浓缩 400mL 外抹。

2015 年 1 月 20 日三诊：仍有点状牛皮癣，间断打嗝、肠鸣。舌底青筋，苔白厚，脉濡滑略弦。

方药：生黄芪 12g，炒枳壳 10g，桑叶 30g，生薏苡仁 30g，蛇床子 10g，地肤子 10g，蒲公英 30g，赤芍 15g，茯苓 12g，泽泻 12g，桔梗 10g，生地黄 20g，制何首乌 20g，白蒺藜 20g，炒麦芽 15g，制香附 15g，炒补骨脂 10g，川厚朴 7g，姜皮 7g。3 剂。

另：木贼 300g，生香附 300g，蛇床子 150g，生百部 150g，乌梅 100g，桑叶 300g。打粉泡浴，每次 60g。

2015 年 1 月 24 日四诊：仍呈点状牛皮癣，色红。予上方加炒白术 10g，生苍术 10g。

方药：生黄芪 12g，炒枳壳 10g，桑叶 30g，生薏苡仁 30g，蛇床子 10g，地肤子 10g，蒲公英 30g，赤芍 15g，茯苓 12g，泽泻 12g，桔梗 10g，生地黄 20g，制何首乌 20g，白蒺藜 20g，炒麦芽 15g，制香附 15g，炒补骨脂 10g，川厚朴 7g，姜皮 7g，炒白术 10g，生苍术 10g。5 剂。

2015 年 1 月 29 日五诊：症状如前述，舌尖红，苔白略厚。

方药：黄芪 10g，炒白术 10g，生苍术 10g，赤芍 15g，炒枳壳 10g，桑叶 20g，生薏苡仁 30g，蛇床子 10g，地肤子 10g，炙甘草 8g，桔梗 10g，防风 10g，荆芥 5g，制何首乌 20g，蒲公英 30g，当归 10g，杏仁 10g。7 剂。

另：生香附 200g，木贼 200g，乌梅 50g，蛇床子 60g，生百部 60g，生苍术 60g。水煎浓缩 500mL 外抹。

2015 年 2 月 5 日六诊：症状如前述，舌尖红，苔白厚。

方药：炒白术 10g，生苍术 10g，生薏苡仁 30g，桑枝 30g，桔梗 10g，地肤子 10g，白鲜皮 10g，防风 10g，炙甘草 10g，当归 10g，蒲公英 30g，生地黄 20g，赤芍 15g，茯苓皮 10g，泽泻 10g。7 剂。

2015 年 2 月 12 日七诊：全身仍有皮癣，抹药后渗黄水，大腿麻木、沉重疼痛，伴有浮肿，自觉身上潮湿、黏腻。舌尖红，舌底青筋，苔白略厚。

方药：生苍术 10g，生薏苡仁 30g，怀牛膝 15g，桑叶 20g，蒲公英 30g，桔梗 10g，防风 10g，生甘草梢 10g，赤芍 15g，生地黄 20g，炒枳壳 10g，牡丹皮 12g。15 剂。

2015 年 2 月 26 日八诊：症状如前述，舌边齿痕，苔白。予上方加白鲜皮 15g，紫花地丁 20g。

方药：生苍术 10g，生薏苡仁 30g，怀牛膝 15g，桑叶 20g，蒲公英 30g，桔梗 10g，防风 10g，生甘草梢 10g，赤芍 15g，生地黄 20g，炒枳壳 10g，牡丹皮 12g，白鲜皮 15g，紫花地丁 20g。7 剂。

2015 年 3 月 3 日九诊：症状如前述，舌底青筋，苔白略厚少津。予上方加炒地肤子 10g，马齿苋 30g。

方药：生苍术 10g，生薏苡仁 30g，怀牛膝 15g，桑叶 20g，蒲公英 30g，桔梗 10g，防风 10g，生甘草梢 10g，赤芍 15g，生地黄 20g，炒枳壳 10g，牡丹皮 12g，白鲜皮 15g，紫花地丁 20g，炒地肤子 10g，马齿苋 30g。7 剂。

2015 年 3 月 12 日十诊：仍有皮癣，胸以下为甚，夜间伴有瘙痒感。舌尖红，边有齿痕，苔略厚，脉弦细略涩。予上方加当归 10g，白僵蚕 10g，去紫花地丁。

方药：生苍术 10g，生薏苡仁 30g，怀牛膝 15g，桑叶 20g，蒲公英 30g，桔梗 10g，防风 10g，生甘草梢 10g，赤芍 15g，生地黄 20g，炒枳壳 10g，牡丹皮 12g，白鲜皮 15g，炒地肤子 10g，马齿苋 30g，当归 10g，白僵蚕 10g。7 剂。

2015 年 3 月 21 日十一诊：上半身偶有瘙痒感，舌尖红，苔白略厚少津，脉濡滑。予上方加柴胡 10g。

方药：生苍术 10g，生薏苡仁 30g，怀牛膝 15g，桑叶 20g，蒲公英 30g，桔梗 10g，防风 10g，生甘草梢 10g，赤芍 15g，生地黄 20g，炒枳壳 10g，牡丹皮 12g，白鲜皮 15g，炒地肤子 10g，马齿苋 30g，当归 10g，白僵蚕 10g，柴胡 10g。10 剂。

2015 年 3 月 31 日十二诊：皮癣几乎消退，脉濡滑，重按弱。上方改马齿苋 20g，去柴胡。

方药：生苍术 10g，生薏苡仁 30g，怀牛膝 15g，桑叶 20g，蒲公英 30g，桔梗 10g，防风 10g，生甘草梢 10g，赤芍 15g，生地黄 20g，炒枳壳 10g，牡丹皮 12g，白鲜皮 15g，炒地肤子 10g，马齿苋 20g，当归 10g，白僵蚕 10g。7 剂。

2015 年 4 月 7 日十三诊：症状如前述，苔白。上方加神曲 10g，山药 20g，去白僵蚕。

方药：生苍术 10g，生薏苡仁 30g，怀牛膝 15g，桑叶 20g，蒲公英 30g，桔梗 10g，防风 10g，生甘草梢 10g，赤芍 15g，生地黄 20g，炒枳壳 10g，牡丹皮 12g，白鲜皮 15g，炒地肤子 10g，马齿苋 20g，当归 10g，焦神曲 10g，生山药 20g。7 剂。

2015 年 4 月 16 日十四诊：皮癣只留腿上少许，舌尖红，边有齿痕，苔白。予上方去马齿苋。

方药：生苍术 10g，生薏苡仁 30g，怀牛膝 15g，桑叶 20g，蒲公英 30g，桔梗 10g，防风 10g，生甘草梢 10g，赤芍 15g，生地黄 20g，炒枳壳 10g，牡丹皮 12g，白鲜皮 15g，炒地肤子 10g，当归 10g，焦神曲 10g，生山药 20g。7 剂。

药尽痊愈。

按语：在之前的案例中提到过，大部分的皮肤病都与脾胃有关。本案患者第一次出现牛皮癣，就是因为感冒后口服、静滴西药所致。患者感冒后过度治疗损伤了脾胃，继而引起牛皮癣发作。此次因为感冒，牛皮癣又有复发的迹象。既然是因感冒而发，遵循急则治其标的原则，首先要将感冒治好。中医治疗感冒，都会用到发表药，故在治疗的过程中，牛皮癣肯定要经历一个复发的过程，但这并不意味着病情加重，而是治疗时必然要经历的一个阶段。牛皮癣的成因可以理解成一种湿毒，要想彻底拔除，必须要完全将其发泄出来，才能斩草除根，不留后患。将此情况告诉患者后，患者表示理解。

扁桃体肿大，咳嗽，伴有咽痒，是经常感冒吃西药者的典型症状。患者素体表虚不固，寒邪侵袭后直接传至太阴经，引起扁桃体肿大、咳嗽等症状。所以，宣肺止咳的同时要兼顾调理脾胃。方中炙麻黄、杏仁宣肺平喘；炙紫菀、炙款冬花止咳化痰；桔梗、炙甘草利咽；白术、茯苓、苍术、薏苡仁健脾燥湿祛痰；枳壳理气宽中；白术、防风有玉屏风散之意，补虚固表；生姜辛散，温中化痰；再加当归活血，托毒消肿。7剂药后，咳嗽愈，全身呈点状牛皮癣，泛红。其后依然从脾胃入手，健脾燥湿。脾土生肺金，脾虚则肺气不宣，湿浊之气不降，郁而生热；脾气下陷则肝失条达，故肝、脾、肺同调。方中地肤子，《名医别录》云其"无毒。主去皮肤中热气，散恶疮疝瘕，强阴。久服使人润泽"，且入太阳膀胱经利水泻湿以止痒。姜皮为干姜最外一层薄皮，干姜性温，姜皮却辛凉，既和脾胃，又有以皮达皮之妙。外用药中的木贼具升浮之性，故而可以解肌助其发表。百部、蛇床子燥湿止痒。乌梅入厥阴肝经，滋阴敛疮。《本草纲目》载"香附之气平而不寒，香而能窜，乃足厥阴肝、手少阳三焦气分主药，而兼通十二经气分。生，则上行胸膈，外达皮肤"。服药7剂，已不再新发皮癣，又见肠鸣、打嗝，此为肝胃不和，于是调整处方。蛇床子外用可燥湿止痒，内服可温肾助阳；制何首乌能泻肝风，有疗疥癣恶疮之效；白蒺藜既补肝肾，又润肝息风。就此随证调理月余，每次调方，外用药亦不间断。

临近春节，皮癣开始渗黄水，自觉身上潮湿、黏腻，大腿麻木沉重疼痛，伴有浮肿。很明显，此时证候已变，必须调整思路，重新开方。皮癣渗黄水，身体潮湿、黏腻，肢体麻木沉重疼痛，很明显是湿热为患。湿为阴邪，重浊黏腻，客于经络则不通，客于肌肤则水肿，客于关节则沉重疼痛，客于皮表则发为疥、癣、疹、疮。湿邪客久则化热，故重用清热燥湿之品，兼以理气活血，以四妙散加减。15剂后再加白鲜皮15g，紫花地丁20g增强清热燥湿之功。白鲜皮可治疗疥癣疮毒，去皮肤湿痒，有辛散走窜之性，可走奇经八脉，燥湿止痒力强。服药后疗效明显，症状渐消，皮癣也逐渐收敛。后随证调整月余，全身皮癣几乎消退，皮肤完好，未见任何瘢痕。

妇科验案

妇科病的治疗，首先要了解和掌握女子正常生理和病理。人体脏腑经络气血的正常生理活动及病理变化，男女基本相同，但女性在解剖上有胞宫（子宫），生理上有月经、孕育、胎产、哺乳等。不同于男子的这些生理特点，是在脏腑安和、经络通畅、气血充沛的条件下，来维持正常生理功能的。若因某种原因，影响和破坏了脏腑经络气血的正常活动，则发生疾病，其病理变化主要表现在经、带、胎、产、哺乳等方面。而这些生理特点和病理变化，其病因病机也是相当复杂的。因此，有从医者曾经说过这样的话："宁治十男子，不治一妇人。"这不无道理。

有一些特殊的月经：每两月来潮一次称并月，三个月来潮一次为居经，一年来潮一次为避年，一生不来为暗经。这些均属正常生理，不影响生育，临床虽属少见，但必须注意，否则容易发生误诊现象。妇科疾病的治疗有三大原则：少年治肾，中年调肝，老年治脾。但也不是绝对的，青春期以心、肝、脾三经病变为常见，因这个时期，女性的情绪易于波动，肝气不舒，日久郁结，出现脾胃不和，影响月经诸多病变，故以肝脾失调为多见，在调理肝脾的同时兼调理经脉，则疗效堪称满意。成熟期是指在20～40岁之间，此时女性发育成熟，气血旺盛，身体健康，除妊娠、哺乳期外，月经规律，多数妇女月经周期在28～30天，有的多几天或者少几天，多者45天，少者21天，但只要月经周期规律，较为稳定，又无明显不适均为正常，不可当作病理状态。若上次月经周期20天，下次月经周期40天，或先后无定期，可考虑适当调理。若月经来潮时乳房胀痛、腹痛、月经色质等改变，经行天数超过1周，或停经又来者，则属月经病变。

更年期是指50岁左右，一般在45～55岁之间，发生更年期相关病变较多。这是脏腑经络气血的机能活动衰退的表现，也是妇女生理机能减退消失的一段过程。临床上常出现月经紊乱、情绪易于波动，症见面色潮红、心烦失眠、寒热交作等。余常用二仙汤、百合地黄汤再合甘麦大枣汤，多能获得满意疗效。

一、脏躁

田某，女，27岁。2021年10月6日初诊。

半年来，患者因失恋造成悲观失望，情绪易于波动，精神不振，疑心重重，时时悲伤欲哭，心烦失眠，甚则有自杀念头，经西医治疗未见好转，日益加重，前来求治中医。查舌淡红，脉细或细数。结合上述症状，考虑为情志所伤，又因心虚血少，肝失条达，心血不足，则心神失养，精神失常，诸症丛生。

辨证：心血不足，心神失守。

治法：甘润和中，调养心神。

方药：甘麦大枣汤合百合地黄汤加减。

甘草10g，小麦30g，大枣25g，生白芍12g，生地黄12g，百合30g，酸枣仁20g，紫石英20g，夜交藤30g。7剂，水煎服，日1剂，日服2次。

2021年10月13日二诊：药后病情好转，精神情绪较前稳定，睡眠好转，舌脉同上。上方加合欢皮20g，继服10剂。

2021年10月25日三诊：药后症情显著好转，但睡眠梦多，舌红苔薄白，脉细。仍按上方加灯心草8g，磁石30g，继服15剂。

2021年11月20日四诊：药后病情基本稳定，舌淡红，脉细。继服上方10剂，以资巩固。

按语：该患者主要在于心血不足，心神失养，方用甘麦大枣汤合百合地黄汤加减，以养心甘润滋补、安神宁志为主，佐以合欢皮、紫石英、磁石镇静安神之品，以增强镇心安神之功效。

二、月经过多

李某，女，41岁。2021年9月8日初诊。

主诉：月经过多，伴神疲乏力、腰痛、心悸气短半年。

现病史：半年前患者因经期劳累过度，后来月经逐渐增多，色淡，伴头晕口干，心悸气短，全身无力，腰痛，懒言，小腹隐痛、有坠胀感。舌淡红，苔薄白，脉沉细无力。

辨证：脾胃亏虚，气不摄血。

治法：益气养血，补肾升阳固摄。

方药：归脾汤合二至丸加减。

党参12g，生黄芪20g，生白术20g，茯神15g，黄芩8g，熟地黄12g，升麻5g，山茱萸25g，川续断12g，酸枣仁30g，生山药20g，女贞子12g，旱莲草20g，杜仲12g，炙甘草8g，砂仁10g，大枣25g。10剂，水煎服，日1剂，日服2次。

2021年9月20日二诊：药后月经来潮，月经量减少，其他症状亦见好转，舌淡红，脉弦细。效不更方，仍按上方继服15剂。

2021 年 10 月 14 日三诊：药后月经基本正常，精神状态好转，腰痛减轻。继以归脾丸调理善后，以资巩固。

按语：根据患者因劳累过度而引起月经过多，表现出一系列气血亏虚的症状，当以归脾汤补益心脾，气旺血生，脾气能统血；久病及肾，酌加补肾之品，以酸甘敛阴固肾，使月经量逐渐减少，而趋于正常。若见月经过多、淋沥不止的情况，酌加熟地黄、荆芥炭、煅龙骨、煅牡蛎等固涩之品，效佳。

三、滑胎

王某，女，36 岁。2020 年 12 月 27 日初诊。

主诉：胎停育 3 次，胎儿发育异常 1 次。

现病史：患者自述结婚 10 年，不良孕史 4 次，其中 3 次因胎停育而行清宫术，且 3 次均在孕 3 个月左右，1 次孕 6 个半月发现胎儿发育异常而引产。现症见腰酸乏力，小腹隐痛，便溏，四肢不温。舌质淡，苔白；脉沉软。

既往史：胎停育史 3 次；胎儿发育不良史 1 次；清宫术史 3 次；引产史 1 次。

辨证：脾肾不足。

治法：补肾健脾安胎。

方药：左归丸合四君子汤加减。

熟地黄 15g，山药 15g，枸杞子 12g，山茱萸 12g，肉桂 5g，党参 15g，炒杜仲 15g，炒白术 12g，茯苓 15g，甘草 6g，川牛膝 15g，菟丝子 20g，补骨脂 15g，香附 15g，鹿角胶 10g（烊化）。7 剂，日 1 剂，水煎取汁 300mL，早晚各分服 150mL。

2021 年 1 月 12 日二诊：服药后腹痛消失，大便稀溏症状略有好转，舌淡红，苔薄白。

方药：熟地黄 15g，山药 15g，枸杞子 12g，山茱萸 12g，肉桂 5g，党参 15g，炒杜仲 15g，炒白术 12g，茯苓 15g，甘草 6g，川牛膝 15g，菟丝子 20g，补骨脂 15g，鹿角胶 10g（烊化）。10 剂，水煎，日 1 剂，早晚分服。

2021 年 1 月 29 日三诊：手足不温症状已改善，大便尚可，多梦，舌淡红，苔薄白，脉沉细稍数。

方药：熟地黄15g，山药15g，枸杞子12g，山茱萸12g，党参15g，炒杜仲15g，川牛膝15g，菟丝子20g，茯苓15g，甘草6g，补骨脂15g，鹿角胶10g（烊化），茯神15g，远志6g。15剂，水煎，日1剂，早晚分服。

2021年3月24日四诊：自述末次月经为2月23日，今日实验室检查示孕酮33.64ng/mL，HCG（人绒毛膜促性腺激素）2434mIU/mL，雌二醇407.4pg/mL，纳眠可，夜间手足心燥热，舌质红，苔微黄，脉沉细稍滑。诊为早孕，治宜养阴安胎，拟寿胎丸加减。

方药：桑寄生15g，续断15g，阿胶珠9g，菟丝子15g，黄芩9g，地骨皮15g，麦冬20g，山茱萸12g，党参15g，杜仲12g，炒白术12g，砂仁6g（后下），生山药15g。7剂，水煎，日1剂，早晚分服。

2021年4月3日五诊：自述恶心，纳差，大便稀，舌淡红，苔白，脉沉滑。

方药：桑寄生15g，续断15g，阿胶珠9g，菟丝子15g，黄芩9g，地骨皮15g，麦冬20g，山茱萸12g，党参15g，杜仲12g，炒白术12g，砂仁6g（后下），炒山药15g，六神曲15g。7剂，水煎，日1剂，早晚分服。

从前法服药至孕3个半月，检查胚胎发育良好，于2021年11月4日分娩一女婴。

按语： 胎之能长而旺者，主要赖于母之脾土输气于子，而患者素体脾胃虚弱，气血化源不足，多次胎停清宫，损伤冲任，血海空虚，如鱼不能处渊，无以滋养，其始终不能成也。因此，此病重在孕前调治，以健脾胃补肾之法，随证变化治疗，使其精血旺盛，为养胎打下坚实的物质基础。主方左归丸补肾填精，培补先天之精。女性一生之生殖发育都有赖于肾气，肾气生则天癸至，天癸至则冲任行，冲任行则胞宫血海满盈，月事当下有度，母儿和谐。孕前月经条达与否，赖肾精之充养，孕后胎元健康生长，赖肾气之温煦。左归丸补中无泻，益水之源，阴阳互生。配伍四君子汤，填补后天之精，脾胃为气血生化之源，居中央而灌溉四旁，脾胃功能良好与否决定后天之气的强弱，四君子汤平补无过，徐徐图之，缓固其弱。酌加肉桂、补骨脂、炒杜仲补肾阳、益肾气；香附疏气开郁。孕后以安胎养胎为主，以寿胎丸为主方，阴虚血热者养阴清热安胎，脾虚失运者健脾益气安胎，继续调理至孕3个半月，检查胚胎发育一切安好，嘱其停药，随时动态关注。

四、胎动不安

梁某，女，31 岁。2021 年 10 月 4 日初诊。

主诉：异常胎动伴阴道血性分泌物 1 天。

现病史：患者自述 2013 年至 2015 年初曾连续胎停育 3 次，经余中药治疗后于 2015 年 12 月顺产 1 胎。现二胎妊娠已 17 周 +1 天，昨日早餐后无明显原因出现胎动异常，每次胎动持续大约 1 分钟，症状频繁，持续一天未减，腹部有紧绷感，下腹痛伴有下坠感，阴道出现少量血性分泌物，睡眠差，大便溏，纳呆。舌苔稍白腻，脉沉滑稍数。

既往史：平素体健；胎停育史 3 次。

辨证：脾肾两虚。

治法：益气健脾，补肾安胎。

方药：加味寿胎丸加减。

桑寄生 20g，川续断 15g，土炒白术 15g，党参 25g，白芍 25g，甘草 6g，苏梗 15g，黄芪 30g，炒山药 25g，陈皮 12g，芡实 20g，砂仁 6g（后下），杜仲炭 15g，菟丝子 15g，炒酸枣仁 20g。5 剂，日 1 剂，水煎取汁 300mL，早晚各 150mL 分服。

2021 年 10 月 9 日二诊：服药后阴道未再出现血性分泌物，腹部紧张感及下坠感缓解，每日频率为 3～4 次，大便正常，舌质淡红，苔薄白，脉沉滑。

方药：桑寄生 20g，川续断 15g，土炒白术 15g，党参 25g，炒白芍 25g，甘草 6g，苏梗 15g，黄芪 30g，炒山药 25g，陈皮 12g，砂仁 6g，炒杜仲 15g，菟丝子 15g，炒酸枣仁 20g。7 剂，水煎，日 1 剂，早晚分服。

2021 年 10 月 20 日三诊：自觉服药后上述症状消失，精神状态好转，舌质淡红，苔薄白，脉左滑右细数。拟巩固治疗，以补气养阴，佐以清热安胎为大法。

方药：桑寄生 20g，川续断 15g，土炒白术 15g，党参 25g，苏梗 15g，黄芪 30g，炒山药 25g，陈皮 12g，炒杜仲 15g，菟丝子 15g，砂仁 6g（后下），黄芩 12g，旱莲草 15g，麦冬 15g，炒酸枣仁 20g。7 剂，水煎，日 1 剂，早晚分服。

按语：患者以胎动不安、腹痛、阴道血性分泌物、腹部紧张就诊，此时若不及时治疗，易发展为流产。在问诊过程中得知患者2个月前曾因进食韭菜馅饺子后出现腹痛腹泻10余天，治疗后仍有纳呆、便溏之症，诊断为脾肾两虚证。精血不足，气虚则提摄不固，血虚则灌溉不周，故治法始终以益气健脾、补肾安胎为主。选方以加味寿胎丸为主方，去阿胶加党参、白术、黄芪、山药四味，以补肾益气，安胎固元。先兆流产之症，未损其胎元者，急当保胎安胎，补气升陷，使母气固而胎亦安，此所谓"母病而致胎不安者，急当治母病，病去则胎安"之理。陈皮、芡实、砂仁健脾理气燥湿，使脾旺而不受湿邪所困。杜仲补肾而壮腰肌，助胎元稳固，炒炭后具有很好的安胎止血之功；酸枣仁宁心安胎，另用白芍、甘草、苏梗缓解子宫收缩，理气安胎。后续巩固治疗酌加养阴清热之品，患者平安顺产一男婴。

五、HPV 感染（阴痒）

王某，女，24岁。2019年1月7日初诊。

主诉：阴痒45天。

现病史：患者出现阴痒一个半月，伴分泌物量多、色黄。于2018年12月16日就诊于某三甲医院，经妇科超声检查发现盆腔积液37mm×13mm。HPV 检测：HPV6、HPV11、HPV16、HPV18、HPV45、HPV51、HPV52、HPV58、HPV68均为阳性。平日月经量少，饮食睡眠基本正常，大小便调，偶尔便秘。舌苔白，脉沉尚有力。

既往史：平素身体健康。

辅助检查：2018年12月16日妇科超声检查示盆腔积液37mm×13mm；HPV 检测：HPV6、HPV11、HPV16、HPV18、HPV45、HPV51、HPV52、HPV58、HPV68均为阳性。

辨证：湿毒下注。

治法：清热利湿，扶正祛邪。

方药：双花败毒饮（自拟方）。

金银花15g，蒲公英25g，鸡内金12g，白花蛇舌草15g，野菊花12g，土茯苓15g，太子参15g，当归9g，炒白术12g，地肤子15g，冬瓜子15g，黄芪25g，萆薢9g。10剂，日1剂，水煎取汁300mL，早晚各

150mL 分服。

外洗方：苦参 30g，蛇床子 30g，花椒 12g，白矾 9g，黄柏 15g，地肤子 15g。日 1 剂，水煎后去渣，熏洗阴部。

2019 年 1 月 18 日二诊：服药后大便稀，余无不适，舌红，苔白，脉濡数。

方药：金银花 15g，蒲公英 25g，生薏苡仁 15g，白花蛇舌草 15g，野菊花 12g，土茯苓 15g，太子参 15g，当归 9g，炒白术 12g，地肤子 15g，冬瓜子 15g，白扁豆 15g，鸡内金 12g，黄芪 25g。7 剂，日 1 剂，水煎，早晚分服。

2019 年 1 月 25 日三诊：自觉月经将至，乳房胀痛，烦躁，舌红，苔薄白，脉弦。

方药：太子参 15g，黄芪 25g，当归 15g，赤芍 15g，金银花 12g，川芎 12g，炮姜 3g，柴胡 12g，白扁豆 15g，白术 15g，枳壳 12g，鸡内金 12g。5 剂，日 1 剂，水煎，早晚分服。

守前方随证加减治疗 3 个月，2019 年 4 月 14 日复查 HPV 示 HPV45、HPV52、HPV58 为阳性，其余为阴性。继续治疗 3 个月后复查，HPV 指标全部转阴。8 月份患者电话告知已前往香港注射 HPV 疫苗，2020 年 1 月 6 日复查，一切正常，均未复发。

按语：年轻女性 HPV 感染人数，近年有不断上升趋势，一方面因性生活过频或不洁、免疫力低下或公共浴池、坐便使用频率增加等诸多因素，另一方面也得益于大众对于 HPV 病毒检测及预后的重视，寻求治疗本病的患者激增。本案患者年纪轻，除了月经量少及盆腔积液外，无其他明显不适。此属邪实正亦虚，故治以清热解毒、利湿化浊为主，佐以扶正，即祛邪不伤正，正盛邪易退。方中取金银花、野菊花、蒲公英三者相须为用，共为君药，清热解毒，清利湿热，抗邪外出；土茯苓、白术、鸡内金健脾助运，提振后天脾胃之气，以助卫气抗邪；黄芪、太子参、当归补气养血，助阴益阳，太子参一味，味甘微苦，性平，补中寓清，乃气阴并补之品；白花蛇舌草、萆薢、地肤子、冬瓜子清热利湿，共入下焦，能疗诸般疮毒肿疡，地肤子又善止痒。诸药合用，清中有补，内外同调，共奏清热利湿、扶正祛邪之功。

六、崩漏

刘某，女，30岁。2021年1月9日初诊。

主诉：子宫异常出血4月余。

现病史：患者自述14岁初潮后月经周期正常，2016年参加工作后开始月经错后2～4个月不等。2020年1～4月服用西药治疗，服药期间周期正常，5～8月未服药，9月3日月经来潮，量少，色黑，淋沥至今未净，其中12月7日～12月11日出血量多，伴经前烦躁，经期腹泻，体胖，严重脱发。舌苔白略厚，脉沉弦。

既往史：平素身体状况一般。

辨证：气滞血瘀。

治法：益气健脾，疏肝活血。

方药：益气活血汤（自拟方）。

桃仁10g，红花9g，丹参20g，益母草25g，当归15g，赤芍12g，川芎15g，海螵蛸12g，茜草12g，枳壳10g，杜仲15g，炒山药15g，黄芪15g，党参25g，柴胡10g，香附15g，荆芥炭6g。5剂，日1剂，水煎取汁300mL，早晚各150mL分服。

2021年1月17日二诊：服药后于1月11～14日经量较多，色暗红，有血块，1月15日至今经量逐渐减少，未净，大便稀，舌苔白，脉沉弦。

方药：党参25g，黄芪25g，当归9g，熟地黄炭15g，杜仲15g，白术12g，白芍12g，海螵蛸12g，枸杞子15g，柴胡10g，荆芥炭6g，茜草炭12g，炒山药15g，山茱萸15g，阿胶珠9g，车前子15g（包煎），山楂炭12g。7剂，水煎，日1剂，早晚分服。

2021年1月27日三诊：服上方2剂后于1月19日阴道出血停止，手指脱皮，舌质红，苔腻，脉沉。

方药：党参25g，黄芪25g，白术12g，海螵蛸12g，山药15g，当归12g，茜草10g，荆芥炭6g，枸杞子15g，柴胡10g，白芍12g，山茱萸15g，生地黄15g，侧柏叶12g，杜仲15g，车前子15g（包煎）。10剂，水煎，日1剂，早晚分服。

2021年2月10日四诊：自述2月5日阴道出血，2月6～8日出血量多，一昼夜用4片卫生巾，后出血量减少至今未净，气短、乏力明显，舌苔薄白，脉沉细。

方药：党参 25g，黄芪 25g，白术 12g，海螵蛸 12g，茜草 12g，荆芥炭 6g，当归 9g，炒山药 15g，柴胡 10g，侧柏叶 12g，山茱萸 15g，车前子 25g（包煎），熟地黄炭 15g，白芍 12g，生地榆 15g，陈皮 12g。7 剂，水煎，日 1 剂，早晚分服。

循上法辨证施治，定时采用活血之法与澄源复旧相结合治疗 4 个月，经期、量、色、质正常 2 个周期后停药，随访 3 个月均正常。

按语：本案患者病属崩漏，肝气不舒，气滞血瘀，冲任瘀阻，胞脉壅塞，血不归经，经水行而不畅，故一旦来经最易见漏下不止，或时断时续。经期腹泻、体胖、严重脱发为脾肾两虚，精血亏损。根据出血情况，首方先选择桃仁、红花、香附活血行气之品，以荡积行瘀，使冲任通畅，新血归经而漏下自止；丹参、赤芍、川芎化瘀消积，丹参可用于多种妇科常见疾病，具有破宿血、生新血、逐死胎、疏经通络之效，是行血破瘀的佳品，诸般血证皆可应用；海螵蛸、茜草、荆芥炭化瘀而不伤正，止血而不留瘀，为妇科调冲任要药；党参、黄芪、当归、山药滋脾健脾，一可益气健脾，以助生化之源，使胞脉血海充盈，二可运脾胃以消肥甘，使其生痰无源；杜仲入足厥阴肝经而补益肝肾；枳壳、柴胡疏肝而调冲任；益母草调经行血，疗崩漏。整个治疗过程，诸药合用，行气活血调冲任，扶脾益肾滋化源，攻补兼施，活而不散，补而不滞，活中有收，补中有行，以达到如期而至、按时而止的目的。

七、闭经

李某，女，24 岁。2017 年 9 月 29 日初诊。

主诉：闭经 1 年半。

现病史：患者自 12 岁初潮后，周期 35～45 天不等，量尚可。高三伊始经量减少，周期 50 天～3 个月不等，体重增加明显，因学习紧张未及时调理。大学一年级服用西药治疗半年，停药后仍不正常，且症状逐渐加重，现已 1 年 6 个月未来经。体毛旺盛，体胖，倦怠乏力，无性生活史。性激素检查：FSH（促卵泡激素）8.18IU/L、LH（促黄体生成素）24.04 IU/L、T（睾酮）1.32ng/mL、LH/FSH ＞ 2；彩超检查：双侧卵巢多囊样改变，子宫内膜厚 4mm。舌质淡，苔腻，脉沉滑。

既往史：平素身体状况一般。

辨证：肾虚痰阻。

治法：健脾化湿，补肾调经。

方药：苍附导痰丸加减。

半夏9g，陈皮12g，茯苓10g，苍术10g，六神曲12g，丹参15g，当归12g，赤芍10g，白芥子9g，川牛膝9g，黄芪25g，川芎12g，香附9g，炒麦芽12g，枳壳12g，砂仁5g（后下），菟丝子20g，炒山药20g，枸杞子20g。7剂，日1剂，水煎取汁300mL，早晚各150mL分服。

2017年10月8日二诊：自觉大便黏腻不爽，腰微痛，舌苔白微厚，脉濡细。

方药：半夏9g，陈皮12g，茯苓10g，苍术10g，六神曲12g，丹参15g，当归12g，赤芍10g，白芥子9g，川牛膝9g，黄芪25g，川芎12g，香附9g，炒麦芽12g，菟丝子20g，炒山药20g，枸杞子20g，补骨脂15g，车前子20g（包煎）。10剂，水煎，日1剂，早晚分服。

2017年10月20日三诊：前症好转，守上方随症加减治疗，共服药70剂月经来潮，但经量少，色暗，有血块，小腹痛伴有下坠感，继续辨证调理后，月经周期基本稳定在33～40天，1年后回访月经正常。

按语：闭经之病有虚实之分，虚者补之、充之，实者行之、通之。本案患者自初潮开始月经周期过长，且年龄偏小，有肾水不足之兆。进入高中阶段，学习压力较大，饮食不节，肝脾不调，运化失常，聚湿生痰，痰阻胞脉。正如《女科切要》所说："肥白妇人，经闭而不通者，必是痰湿与脂膜壅塞之故也。"况经本阴血，生于阳明，藏于厥阴，经水出诸肾，故此病本在冲任，治在脾肾肝，脾运则痰湿去，肾充则经血行，肝疏则胞脉通。方中半夏、陈皮、白芥子清肺燥湿，清上焦之痰；茯苓、苍术、砂仁理脾燥湿，化中焦之痰；六神曲、炒麦芽、炒山药培土益脾，脾土殷实，则诸脏生化有源；菟丝子、枸杞子补益肾水，肾水充则经血行而有度；枳壳、香附疏肝行气，肝木条达则脾不受其伐克，胞官精微物质布达有序，肾脾肝同调，先后天共养，气机运行通畅，则冲任无恙；丹参、牛膝活血引经，使经水得出；当归、赤芍、黄芪、川芎补血益气，补而不滞，通达如常。诸药合用，共奏奇效。

八、闭经

黄某，女，36 岁。2016 年 11 月 18 日初诊。

主诉：闭经 1 年。

现病史：患者于 2015 年 1 月行人工流产术后，次月月经量较前减少，3～5 月月经未至，后采用西药人工周期疗法 3 个月，于 2015 年 8 月底来潮，停药后经闭不行。2015 年 9 月 28 日于郑州某医院行宫腔镜检查显示宫腔重度粘连，随即行宫腔分离术，术后分别于 10 月 25 日、11 月 29 日行经，月经量极少、色暗，2015 年 12 月至今未来月经，近半年自觉小腹冷痛，双下肢沉困无力。舌暗，苔白，脉沉迟。

既往史：平素身体状况一般；人工流产术史 1 次；宫腔粘连史；宫腔镜下宫腔分离术 1 次。

辅助检查：宫腔镜检查示宫腔重度粘连。

辨证：瘀滞胞宫。

治法：清化瘀浊，温经通脉。

方药：赤丹化瘀散（自拟方）。

当归 12g，赤芍 12g，熟地黄 20g，川芎 12g，紫石英 15g，丹参 20g，金银花 15g，薏苡仁 15g，连翘 12g，紫河车 6g，败酱草 15g，枸杞子 12g，鸡血藤 15g，桂枝 9g，杜仲 15g，山药 15g，黄芪 25g，炮姜 6g。7 剂，日 1 剂，水煎取汁 300mL，早晚各 150mL 分服。

嘱：服药期间避孕。

2016 年 11 月 28 日二诊：自觉烦躁，小腹微痛，舌苔白，脉沉稍弦。

方药：当归 12g，赤芍 12g，熟地黄 20g，川芎 12g，紫石英 15g，丹参 20g，金银花 15g，薏苡仁 15g，连翘 12g，紫河车 6g，败酱草 15g，枸杞子 12g，鸡血藤 15g，杜仲 15g，山药 15g，枳壳 12g，黄芪 25g，炮姜 6g，香附 12g。7 剂，日 1 剂，水煎服。

2016 年 12 月 9 日三诊：症见烦躁，小腹冷痛缓解。超声检查示宫腔线有断续，子宫内膜厚 2.5～4mm。舌苔白，脉沉弦。

方药：当归 12g，水蛭 10g，熟地黄 20g，川芎 12g，香附 12g，丹参 20g，金银花 15g，薏苡仁 15g，连翘 12g，紫河车 6g，败酱草 15g，枸杞子 12g，鸡血藤 15g，杜仲 15g，山药 15g，枳壳 12g，黄芪 25g，野菊花

12g，香附 12g。7 剂，水煎，日 1 剂，早晚分服。

上方随证加减治疗 4 个月后，于 2017 年 3 月 24 日月经至，5 月 27 日第二次月经来潮，开始备孕，于 7 月 4 日早早孕试纸阳性，后顺利生产一健康女婴。

按语：本案患者因人流术后损伤气血，导致体虚，邪气乘虚而入，客于胞宫，损伤冲任二脉，胞络阻滞，气血不畅，而致宫腔感染，邪毒浊瘀互结，津亏血枯，则经闭。本案虚实错杂，实多虚少，故前期治疗宜清化瘀浊、温通经脉为主，以促使胞宫推陈致新；后期治疗化浊散瘀与益气填精并重，"母精壮则子精强"，为孕育胎儿提供充足的精微物质及良好的生长环境。方中金银花、连翘可清胞宫热毒；薏苡仁、败酱草可消散粘连而通胞宫瘀滞；四物汤用赤芍，以增其活血通经之功；紫石英、炮姜、杜仲暖宫而补肾气；枸杞子、紫河车可填肾精而助营血；丹参、鸡血藤活血理血；黄芪、山药健脾以助后天之气；桂枝温经通阳。诸药合用，则瘀滞散而经脉通，为后期胞宫养胎打下坚实基础。三诊酌加水蛭，为求增强破血逐瘀之功效，败血即去，新血速生，则胞脉可复其旧。因水蛭有小毒，故取其效得其时而止，不可妄用。

九、不孕症

病案 1

王某，女，40 岁。2020 年 4 月 14 日初诊。

主诉：不孕 2 年余。

现病史：患者自述婚后 3 年，未避孕 2 年未受孕，男方检查无异常。既往月经周期正常，量少，经前心烦易怒，经期第 1 天小腹坠胀，入睡困难。2019 年 9 月在武汉市某医院行妇科超声检查示子宫内膜 5mm，子宫输卵管造影示双侧输卵管通畅，分别于 2019 年 10 月、12 月行体外受精－胚胎移植术，均未成功。之后情绪暴躁，月经量少，末次月经 2020 年 2 月 27 日，经量极少，4 月 12 日实验室检查：HCG ＜ 1mIU/mL，AMH（抗米勒管激素）0.072ng/mL，当地医院诊断为卵巢早衰，仍建议行试管婴儿术，现欲试管前调理。舌红，苔黄厚。

既往史：平素身体健康；人工流产史 1 次；药物流产史 1 次；体外受精－胚胎移植术 2 次。

辨证：精亏气阻。

治法：疏肝解郁，填精理脾。

方药：疏肝助孕汤（自拟方）。

柴胡 12g，白术 10g，当归 15g，白芍 12g，茯苓 10g，杜仲 15g，黄精 20g，薄荷 3g（后下），枳壳 12g，合欢皮 15g，丹参 15g，菟丝子 15g，炒麦芽 15g，五味子 12g，川楝子 6g，甘草 3g，鸡血藤 15g，青皮 6g。7 剂，日 1 剂，水煎取汁 300mL，早晚各 150mL 分服。

2020 年 4 月 23 日二诊：自觉情绪稳定，睡眠好转，舌红，苔薄微黄，脉沉。

方药：柴胡 12g，白术 10g，当归 15g，白芍 12g，茯苓 10g，杜仲 15g，黄精 20g，赤芍 12g，枳壳 12g，合欢皮 15g，丹参 15g，菟丝子 15g，炒麦芽 15g，五味子 12g，甘草 3g，陈皮 12g，鸡血藤 15g。10 剂，水煎，日 1 剂，早晚分服。

2020 年 5 月 10 日三诊：自述 5 月 6 日月经来潮，经量仍少，无腹痛，经前症状明显缓解，纳眠均可，大便黏，舌苔薄白，脉沉弦。

方药：柴胡 12g，白术 10g，当归 15g，白芍 12g，茯苓 10g，杜仲 15g，黄精 20g，车前子 15g（包煎），枳壳 12g，合欢皮 15g，丹参 15g，菟丝子 15g，炒麦芽 15g，五味子 12g，陈皮 12g，覆盆子 15g，肉苁蓉 15g，桑椹 20g，炒山药 20g。10 剂，水煎，日 1 剂，早晚分服。

此后随证调理至 2020 年 7 月 6 日，患者前往某医院行试管前准备，经检查发现已自然受孕，于 2021 年 3 月平安生产。

按语：经前烦躁郁怒，经期小腹坠胀，为肝郁脾虚之证。本案患者本就肝气不舒，加之屡试屡败，年龄偏大，危机感增强，故而焦躁不安，加重肝气郁滞之证。脾生血，肝藏血，肾藏精，精血互化，故治疗一则顺其条达之性，开启郁遏之气，二则益肾填精，佐以扶土生血。血充则精更实，从而气机调畅，冲任流通，血海充盈，摄精成孕。正如《香易塘医话》所说："妇人善怀而多郁……肝经一病，艰于产育。"方中柴胡、薄荷、枳壳以疏肝气；白术、麦芽、茯苓以健脾胃；杜仲、黄精、菟丝子以资肾气；当归、白芍二药以充阴血，则脾旺而肾满，肝调而血和；丹参色赤属火，味苦而寒，可疗诸般血证；合欢皮性平，利心智，安五脏，轻身明目；五味子益气而补不足；鸡血藤活血行血；川楝子、青皮入肝而消水气；甘草调和诸药，以奏其效。

病案 2

李某，女，35 岁。2021 年 3 月 29 日初诊。

主诉：不孕 7 年。

现病史：患者自述 2010 年结婚，婚后 7 年夫妇同居，正常性生活，未避孕未曾自然受孕。男方既往精液常规检查正常，曾于 2017 年行体外受精 - 胚胎移植术 2 次，成功受孕一胎，于 2018 年足月剖宫产 1 子。产后 3 年来未避孕仍未孕，既往月经后期，量少。今月经错后 18 天未至，早早孕试纸示阴性。超声检查提示双侧卵巢呈多囊样改变。曾连续监测卵泡，未见发育成熟卵泡。现欲行中药调理后再行试管婴儿术。经前乳房胀痛，烦躁易怒，腰沉困微痛。舌苔薄白，脉沉弦。

既往史：平素身体健康；体外受精 - 胚胎移植术 2 次；剖宫产术 1 次。

辨证：肾虚肝郁。

治法：补肾填精，疏肝解郁。

方药：自拟益肾疏肝汤。

当归 12g，白芍 10g，赤芍 12g，熟地黄 20g，川芎 10g，山茱萸 15g，黄精 20g，柴胡 9g，枸杞子 12g，补骨脂 12g，肉苁蓉 15g，桑椹 15g，菟丝子 15g，香附 15g，枳壳 9g，龟甲胶 6g（烊化）。7 剂，日 1 剂，水煎取汁 300mL，早晚各 150mL 分服。

2021 年 4 月 6 日二诊：月经未至，近日自觉面痒，四肢出现荨麻疹样改变。自述 4 年来，每年 4 月、5 月、6 月、9 月、10 月共 5 个月规律性遍身风疹团块，舌苔薄白，脉沉弦细。

方药：当归 12g，白芍 10g，赤芍 12g，生地黄 15g，川芎 15g，防风 9g，山茱萸 15g，黄精 20g，柴胡 9g，枸杞子 12g，补骨脂 12g，香附 15g，地肤子 15g，荆芥 9g，薄荷 6g（后下），龟甲胶 6g（烊化）。7 剂，水煎，日 1 剂，早晚分服。

2021 年 4 月 13 日三诊：自述 4 月 9 日月经来潮，量可，今已结束。经前腰酸、烦躁症状缓解，舌苔白，脉沉细稍弦。

方药：当归 12g，白芍 10g，赤芍 12g，生地黄 15g，川芎 15g，防风 9g，山茱萸 15g，黄精 20g，柴胡 9g，枸杞子 12g，香附 15g，地肤子

15g，熟地黄 20g，女贞子 12g，荆芥 9g，薄荷 6g（后下），龟甲胶 6g（烊化）。7 剂，水煎，日 1 剂，早晚分服。

2021 年 4 月 20 日四诊：自述近日胃酸纳差，觉胆囊区隐痛，荨麻疹症状好转，舌苔白略厚，脉沉细。

方药：当归 12g，白芍 10g，赤芍 12g，生地黄 15g，川芎 15g，防风 9g，山茱萸 15g，黄精 20g，柴胡 9g，枸杞子 12g，香附 15g，地肤子 15g，炒麦芽 10g，荆芥 9g，薄荷 6g（后下），女贞子 12g，鸡内金 10g，龟甲胶 6g（烊化）。7 剂，水煎，日 1 剂，早晚分服。

2021 年 4 月 27 日五诊：自述食纳正常，四肢端近 5 天来未再出现痒疹，面部微红，偶尔发痒，症状较前减轻，舌苔薄白，脉沉细。

方药：当归 12g，白芍 10g，赤芍 12g，生地黄 15g，川芎 15g，防风 9g，山茱萸 15g，黄精 20g，枸杞子 12g，香附 9g，地肤子 15g，龟甲胶 6g（烊化），地肤子 15g，荆芥 9g，女贞子 12g，鸡内金 10g，肉苁蓉 12g，桑椹 15g，陈皮 10g。10 剂，水煎，日 1 剂，早晚分服。

2021 年 5 月 12 日六诊：半个月未再出现过敏，自觉身体轻松，心情愉悦，舌苔薄白，脉沉有力。

方药：当归 12g，白芍 10g，赤芍 12g，生地黄 15g，川芎 15g，山茱萸 15g，黄精 20g，枸杞子 12g，香附 15g，地肤子 15g，巴戟天 12g，龟甲胶 6g（烊化），女贞子 12g，鸡内金 10g，肉苁蓉 12g，桑椹 15g，陈皮 10g，熟地黄 15g。7 剂，水煎，日 1 剂，早晚分服。

后续守上方随证加减连续调理 4 个月，8 月底前往医院进行试管移植术前准备，术前检查结果发现已自然受孕，后进行保胎治疗，母体及胎儿一切正常。

按语：肾藏精、主生殖，胎孕之成靠先天肾气之旺。本案患者属先天肾中精气不足，精血同源，精不足则血亦亏；又长期不孕，郁郁寡欢，肝郁气滞，免疫力自然下降，春秋二季浑身风疹块为血虚风燥之象。因此，治疗应多注重养精血，佐以疏理肝气，只有精充血足才能摄精成孕。肾气盛壮，肝气调畅，才能固胎养胎，选方为自拟经验方。其中用四物汤为基底，赤、白二芍共用以增强补血活血之功；山茱萸、黄精补肾填精；柴胡、香附、枳壳疏肝理气，调理冲任；补骨脂温益阳气；肉苁蓉主入命门而补火；枸杞子、菟丝子主入肾经以壮水；桑椹甘平而和经脉；龟甲胶奏滋阴养血之妙。诸药并用，肾气盛而胞宫和，胎元遂成。

十、带下病

任某，女，34 岁。2019 年 10 月 11 日初诊。

主诉：阴道脓性分泌物伴高热 1 天。

现病史：患者自述 2019 年 7 月 29 日经期第二天，因腹痛、经血量大入院治疗，第二天行诊刮术，术后 2 天阴道分泌物突然增多，呈乳白色脓样，进而黄白绿相间，伴高热寒战，体温 39 ～ 40℃，口臭，经检查诊断为细菌感染，输液治疗 1 周后热退，分泌物好转出院。后再因高热寒战、分泌物同前入院治疗。因同样现象，两个月间患者住院 4 次，10 月 8 日来月经，经期前 3 天量多，10 月 11 日来我门诊就诊时体温 38.5 ～ 38.9℃，以午后发热为主，分泌物仍量多如脓样，呈黏条状，黄白相间，伴心烦易怒、口渴。舌苔微黄，脉弦细数。

既往史：平素身体健康；诊刮术史 1 次。

辅助检查：白带常规检查清洁度Ⅲ度，白细胞（+++），滴虫阴性，霉菌阴性，上皮细胞（++++），线索细胞阳性，胺试验阳性，pH 5（正常 3.8 ～ 4.5）。

辨证：湿毒内陷。

治法：内清外透，燥湿止带。

方药：青蒿鳖甲汤加减。

青蒿 15g，鳖甲 15g，牡丹皮 12g，当归 12g，丹参 15g，益母草 20g，枳壳 10g，人参 6g，海螵蛸 12g，茜草 10g，黑荆芥 6g，赤芍 15g，柴胡 9g，金银花 12g。5 剂，日 1 剂，水煎取汁 300mL，早晚各 150mL 分服。

2019 年 10 月 16 日二诊：就诊时经净，服上药 5 天后体温恢复正常，为 36.5℃，现口唇苍白，乏力，纳差，舌苔白，脉沉弦细。

方药：青蒿 15g，鳖甲 15g，生地黄 15g，牡丹皮 12g，知母 10g，黄柏 12g，人参 10g，当归 9g，炒麦芽 12g，黄芩 10g，苍术 9g，生薏苡仁 15g，败酱草 15g，金银花 15g，柴胡 9g，黄芪 25g。7 剂，日 1 剂，水煎，早晚分服。

2019 年 10 月 23 日三诊：自述服药期间未再出现体温升高，平日自测体温 36.5℃，分泌物明显减少，呈淡黄色，气短乏力，偶尔头晕，舌苔薄白。

方药：黄柏 12g，生薏苡仁 20g，败酱草 15g，金银花 12g，青蒿 15g，生地黄 15g，神曲 15g，炒麦芽 15g，人参 10g，白果 9g，芡实 12g，黄芪 25g，当归 12g，地骨皮 15g。7 剂，日 1 剂，水煎，早晚分服。

按语： 本病初期为邪毒感染，邪毒与浊瘀搏结而发，反复使用抗生素治疗，使邪毒势力渐弱，但阴津损伤，余邪深伏阴分，故选用能入络祛邪的青蒿鳖甲汤为主方滋阴清热，内清外透，再佐以清热燥湿，以达到养阴与透邪并进的目的，养阴不碍祛湿邪，清热燥湿不伤阴。加柴胡、金银花入少阳和解烦热，清透表里阴阳之热；益母草、赤芍、枳壳凉血化瘀，消瘀阻腹痛；海螵蛸、茜草、黑荆芥化瘀消浊，取瘀去热消之意；人参、当归益气养血，固冲止带。1 个月后回访未再复发，体温及分泌物均正常。

十一、滑胎

毛某，女，35 岁。2020 年 3 月 15 日初诊。

主诉： 不良孕史 6 次。

现病史： 患者自述 2013 年结婚，婚后夫妇同居，自 2015 年 10 月至 2019 年 6 月有不良孕史 6 次。其中 4 次均在孕 60 天左右，早期妇科彩超检查见胎心胎芽，后续孕期检查发现胚胎停止发育，随即行清宫术，术后月经逐渐错后 10～20 天不等，量少。生化妊娠 2 次，均在停经后 40 天内。末次胎停育在 2019 年 6 月，近半年避孕，现症见腰痛，夜尿频，每晚 3～4 次，分泌物量多，脱发严重，久坐头晕，畏风寒，自汗、盗汗并见，易感冒，而且每次感冒均超过半个月，纳差，少寐，便秘。舌苔厚微黄，脉沉细而软。

既往史： 胎停育清宫史 4 次；生化妊娠史 2 次。

辨证： 精血两虚。

治法： 补气养血，填精益肾。

方药： 圣愈汤加减。

人参 10g，黄芪 30g，熟地黄 15g，当归 12g，枸杞子 12g，白芍 10g，川芎 12g，防风 6g，桑螵蛸 15g，黄精 25g，牡蛎 15g，山茱萸 15g，生山药 15g，菟丝子 20g，五味子 12g，生山楂 12g，鸡内金 10g。7 剂，日 1 剂，水煎取汁 300mL，早晚各 150mL 分服。

2020年3月23日二诊：自觉腰腹冷，夜尿1～2次，舌苔薄白，脉沉弱。

方药：人参10g，黄芪30g，熟地黄15g，当归12g，枸杞子12g，白芍10g，川芎12g，防风6g，桑螵蛸15g，黄精25g，牡蛎15g，山茱萸15g，菟丝子20g，五味子12g，生山楂12g，肉苁蓉15g，巴戟天15g。7剂，水煎，日1剂，早晚分服。

2020年4月5日三诊：今日来经，量少，腰痛甚，小腹凉，夜尿1次，舌薄白，脉沉细。

方药：人参10g，黄芪30g，当归12g，枸杞子12g，川芎12g，防风6g，黄精25g，山茱萸15g，菟丝子20g，生山楂12g，肉苁蓉15g，巴戟天15g，丹参15g，鸡血藤15g，赤芍15g，益母草15g，桑椹15g。4剂，水煎，日1剂，早晚分服。

2020年8月23日四诊：血HCG 451.6mIU/mL。小腹隐痛，舌苔白厚，脉沉滑。

方药：桑寄生15g，川续断15g，杜仲15g，阿胶6g（烊化），人参10g，黄芪25g，枸杞子15g，山茱萸15g，黄精25g，陈皮12g，白芍20g，砂仁6g（后下），甘草6g。7剂，水煎，日1剂，早晚分服。

守上方随证加减，调理至孕满3个月，检查胚胎发育一切正常，嘱其停药动态观察，保持联系，于2021年4月21日足月剖宫产一健康男婴。

按语： 古人认为胎孕之成靠先天肾气之旺，长养胎儿，赖后天脾胃之强，先天肾气与后天脾气相互调摄，胎儿才能正常发育，庶无殒堕之虞。本案患者脾肾阳虚，又多次胎停育清宫，损伤冲任气血，精血亏甚。所以，在治疗过程中不仅要补脾肾益精血，还要固护阳气。只有精血充足才能摄精成孕，保护好氤氲之气，才有生身之机。方选圣愈汤加减。本方出自《兰室秘藏》，主治气血两虚之证，方中四物汤加人参、黄芪滋补阴血，生助阳气，气旺则血自生，血生则气有所附。枸杞子、黄精、山茱萸、菟丝子补肾填精，益肾之源，使先天之精有所增补。防风、五味子、桑螵蛸、牡蛎收敛气阴，调和腠理，固阴防脱；桑螵蛸固精止遗，配合上药更能增强其收涩之性，此外，其还具有补肾助阳之功，益气养神，且性味甘咸无毒，妊娠应用无虞；生山药、生山楂、鸡内金补脾阴而化食积，增强脾胃运化之效，《医学衷中参西录》载"山药之性，能滋阴又能利湿，能滑润又能收涩"，肺脾肾三脏皆受其效，为滋补药"无上之品"，常服益甚。

十二、继发不孕

吕某，女，42 岁。2020 年 1 月 2 日初诊。

主诉：不孕 3 年半。

现病史：患者自述 2010 年足月剖宫产一子后上环 6 年，2016 年再婚后取环，夫妇同居有正常性生活，未避孕但未怀孕。2017 年曾行 4 次人工授精术未怀孕。2018 年 5 月于郑州某医院行子宫输卵管造影术显示双侧输卵管梗阻。当月行宫腹腔联合手术，术后 1 年仍未受孕，于 2019 年促排治疗 3 次、试管婴儿移植术 2 次均失败。月经期、量、色、质正常，卵泡发育良，经前心烦，乳房胀痛，盗汗，经期小腹胀坠疼痛。舌暗，苔白，脉弦涩。

既往史：平素身体健康；剖宫产史 1 次；上环取环术史 1 次；人工授精术 4 次；宫腹腔联合手术史 1 次；体外受精 - 胚胎移植术 2 次。

辨证：湿瘀互结。

治法：利湿化浊，疏肝化瘀。

方药：消瘤汤加减（《门成福妇科经验精选》）。

茯苓 10g，桃仁 10g，柴胡 10g，薏苡仁 15g，连翘 12g，败酱草 15g，皂角刺 25g，穿山甲 9g，水蛭 10g，丹参 25g，浮小麦 20g，枳壳 10g，没药 6g，麦冬 15g，鸡内金 15g，蒲公英 15g。10 剂，日 1 剂，水煎取汁 300mL，早晚各 150mL 分服。

嘱服药期间避孕。

2020 年 1 月 14 日二诊：盗汗瘥，月经将至，舌苔白，脉弦涩。

方药：茯苓 10g，桃仁 10g，柴胡 10g，皂角刺 25g，穿山甲 9g，制水蛭 10g，丹参 25g，枳壳 10g，没药 6g，麦冬 15g，鸡内金 15g，红花 10g，当归 15g，赤芍 12g，川芎 10g，香附 15g，木香 6g。7 剂，水煎，日 1 剂，早晚分服。

2020 年 1 月 22 日三诊：1 月 16 日月经来潮，前症缓解，现月经已净，舌苔白，脉沉弦。

方药：茯苓 10g，桃仁 10g，柴胡 10g，薏苡仁 15g，连翘 12g，败酱草 15g，皂角刺 25g，穿山甲 9g，水蛭 10g，丹参 25g，枳壳 10g，没药 6g，鸡内金 15g，蒲公英 15g，赤芍 12g，香附 15g，当归 12g。20 剂，水煎，日 1 剂，早晚分服。

2020 年 3 月 25 日四诊：自述 2 月中旬月经结束后自行停药试孕，于 3 月 17 日早早孕试纸检测弱阳性，3 月 18 日阴道出现少量血性分泌物，持续 2 天停止，3 月 21 日至今再次出现少量阴道出血，无腹痛，舌苔薄白，脉沉稍滑。当日行妇科彩超检查提示宫内妊娠，宫内可见 8mm×4.8mm 大小的似孕囊样回声。患者要求行保胎治疗。

方药：川续断 15g，杜仲 15g，阿胶珠 9g，仙鹤草 15g，旱莲草 12g，生地黄炭 15g，白术 12g，黄芪 25g，党参 25g，山茱萸 15g，陈皮 12g，黄精 20g，菟丝子 15g，桑寄生 25g，炒山药 25g。7 剂，水煎，日 1 剂，早晚分服。

2020 年 4 月 3 日五诊：自述服上药 3 天后未再出现阴道出血，生化检查：孕酮 26ng/mL，HCG 30759mIU/mL。舌苔白，脉沉滑。

方药：川续断 15g，杜仲 15g，阿胶珠 9g，仙鹤草 15g，白术 12g，黄芪 25g，党参 25g，山茱萸 15g，陈皮 12g，黄精 20g，菟丝子 15g，砂仁 6g（后下），枸杞子 15g，山药 15g，桑寄生 25g。7 剂，水煎，日 1 剂，早晚分服。

后随证加减调理 1 个月，一切症状均稳定后停药，于 2020 年 11 月 16 日平安生产一男婴。

按语：本案患者为继发不孕症。纵观夫妇双方情况，分析导致多年久不受孕的主因，仍为输卵管梗阻所致。因丈夫精液常规检查正常，患者本人月经及卵泡监测亦无异常，2018 年造影检查显示双侧输卵管梗阻，当时虽然做了宫腹腔联合手术，但术后未能受孕且超过 3 个月，故仍有可能会再次发生粘连而造成继发梗阻，此现象临床较常见。建议患者月经后检查进一步确诊，但患者本人 3 年来经历了多次检查及治疗，已出现恐惧心理，不愿再次检查，故拟此治疗方案，选用门氏家传消瘤汤加减化裁治疗 1 月余即受孕。纵观多年诊治继发性不孕症案，多以盆腔炎症后遗症为主，且多见输卵管积水、输卵管卵巢炎等，古代医家因受限于当时社会条件，仅以瘀阻胞宫为不孕症的病机之一，多采用少腹逐瘀汤诊治，以求暖宫化瘀，调经种子，显效颇多，但若遇水湿互结，湿热瘀阻于下者，则此诊治多有偏颇。得益于现今社会发展，临床结合多种辅助检查手段，更可明断病因，因病制宜，选方用药更具有针对性。如遇粘连则分解之，如遇积水则清利之，如遇湿热瘀阻，则清热祛湿、化瘀通络治之，以求增加临床的治愈率。妊娠后早孕期为各种流产的高发阶段，故在此期以保胎安胎为主，辨证论治，合用诸药，减少相关疾病的发生。

十三、经行发热

王某，女，21 岁。2021 年 3 月 22 日初诊。

主诉：经行发热 5 年余。

现病史：患者自述 13 岁初潮，半年后周期逐渐稳定在 23 ～ 26 天，经期 6 天，末次月经 2021 年 3 月 12 日。自高一（2016 年）至今，常出现行经时发热，体温多在 39.2℃左右，偶尔高达 40℃，同时伴有恶心呕吐，口渴，纳呆，经前 1 周烦躁，曾经多次因高热住院治疗，平日喜食辛辣食物。舌苔微黄而腻，脉滑数。

既往史：平素身体状况良好。

辨证：湿热互结。

治法：清热凉血，化湿通络。

方药：清经散加减。

牡丹皮 12g，地骨皮 15g，白芍 12g，生地黄 15g，青蒿 15g，茯苓 10g，黄柏 9g，白豆蔻 6g（后下），黄芩 12g，法半夏 6g，通草 6g，砂仁 6g（后下），当归 9g。7 剂，日 1 剂，小米为引，水煎取汁 300mL，早晚各 150mL 分服。

2021 年 3 月 30 日二诊：月经将至，但无烦躁症状，饮食睡眠可，舌苔薄白，脉微数。

方药：牡丹皮 12g，地骨皮 15g，赤芍 15g，丹参 15g，青蒿 15g，茯苓 10g，益母草 15g，白豆蔻 6g（后下），黄芩 12g，枳壳 10g，通草 6g，砂仁 6g（后下），当归 9g，川芎 12g。7 剂，水煎，小米为引，日 1 剂，早晚分服。

2021 年 4 月 11 日三诊：自述 4 月 5 日月经来潮，经期测体温 37.3℃左右，无恶心呕吐，舌苔薄白，脉平和。

方药：牡丹皮 12g，地骨皮 15g，白芍 12g，生地黄 15g，青蒿 15g，茯苓 10g，黄芩 12g，当归 12g，赤芍 12g，人参 6g，陈皮 6g。7 剂，水煎，日 1 剂，早晚分服。

守上方，随证加减用药，连服 21 剂，于 4 月 30 日月经来潮，述无任何不适，停药，两个月后回访无反复。

按语：本案患者正值年少阳气旺盛之时，又多食辛辣之品，血热内盛，热伏冲任。行经之时，冲气旺盛，气火偏旺而外泄以致发热。恶心呕吐为冲气上逆所致；舌苔微黄略腻，有湿热之象，故治疗以清热凉血、退热为主，采用《傅青主女科》之清经散加减化裁。傅青主原用此方治疗月经先期量多之症，然病机总若肾火旺盛，煎灼阴血，故治宜少清其热，切忌过用焦苦之辈。原方中熟地黄易生地黄，以增清热凉血养阴之功；少用当归活血养血，勿犯热盛血瘀之过；黄芩、法半夏、砂仁清肺胃湿热，宽中止腻；少加白豆蔻、通草芳香化湿，宣畅气机，使湿热之邪从小便而出，以达清热凉血、化湿退热之效。

十四、癥瘕

张某，女，21 岁。2021 年 10 月 12 日初诊。

主诉：阴疮两月余，伴下腹痛半月。

现病史：患者自述在 2021 年 7 月 20 日郑州特大暴雨当天被困水中将近 6 小时，且积水漫过胸部。7 月 23 日即出现阴道分泌物量多、呈黄绿色，阴痒，外阴部起一脓疮，8 月初阴道分泌物检查发现支原体阳性，阴道冲洗加纳药无明显效果，9 月底出现下腹部疼痛难忍。行妇科超声检查示右侧卵巢囊肿，大小约 60mm×42mm，透声差。平日易腹泻，进食辛辣油腻食物腹泻症状加重。舌苔黄腻，脉沉濡稍数。

既往史：平素身体状况良好。

辨证：湿毒内阻。

治法：燥湿消癥，化浊解毒。

方药：桂枝茯苓丸加味。

桂枝 9g，茯苓 12g，桃仁 9g，赤芍 12g，牡丹皮 6g，鳖甲 15g，皂角刺 25g，白头翁 15g，鸡内金 15g，土白术 12g，萆薢 10g，苍术 12g，肉桂 5g，黄柏 10g。5 剂，日 1 剂，水煎取汁 300mL，早晚各 150mL 分服。

2021 年 10 月 17 日二诊：自觉烦躁易怒，情绪波动，腹痛减轻，舌苔白，脉弦涩。

方药：桂枝 9g，茯苓 12g，桃仁 9g，赤芍 12g，牡丹皮 6g，鳖甲 15g，皂角刺 25g，白头翁 15g，鸡内金 15g，土白术 12g，萆薢 10g，苍术 12g，肉桂 5g，黄柏 10g，柴胡 10g，枳壳 10g。7 剂，日 1 剂，水煎，早晚分服。

2021 年 11 月 5 日三诊：月经错后 2 天未至，腰痛，便溏，烦躁，分泌物减少，舌苔白，脉弦涩。

方药：桂枝 9g，茯苓 12g，桃仁 9g，赤芍 12g，牡丹皮 6g，皂角刺 25g，红花 10g，丹参 25g，鸡内金 15g，益母草 25g，枳壳 10g，土白术 12g，柴胡 10g，泽兰 15g，党参 15g，补骨脂 12g。5 剂，日 1 剂，水煎，早晚分服。

2021 年 11 月 13 日四诊：月经 11 月 8 日至，经色暗，血块较多，舌苔薄白，脉沉稍弦。

方药：桂枝 9g，茯苓 12g，桃仁 9g，赤芍 12g，牡丹皮 6g，鳖甲 15g，皂角刺 25g，鸡内金 15g，土白术 12g，苍术 12g，猪苓 9g，大腹皮 15g，柴胡 10g，枳壳 10g，冬瓜子 15g。7 剂，日 1 剂，水煎，早晚分服。

前方随证加减服用 24 剂，卵巢囊肿消失，阴疮愈，分泌物正常，月经正常。

按语：本案患者于洪水中浸泡 6 小时之久，下阴不洁，寒湿秽浊之邪入侵体内，郁而化热，故分泌物量多、黄绿脓样，甚至有阴疮，因当时恐惧，加之出现一系列不适，情绪焦躁不安，肝气郁结，寒湿凝滞，瘀积于内，浊瘀阻滞，相互搏结，故治宜温经通络、化湿浊、清邪热、利气机、散郁结。本案为多病合并，变生他证，病机复杂，但总属寒湿内侵，入里化热，胞脉瘀阻，故选方以桂枝茯苓丸为主。此方为活血化瘀第一方，为诸家治癥瘕之首选。方中既用温经通脉的桂枝，又加用 5g 肉桂，温化寒饮，取少火生气之义，加强散寒邪、祛湿浊之力；寒湿之邪入里化热，加黄柏、白头翁清下焦湿热，又善解毒，白头翁散瘀化滞；鳖甲主心腹癥瘕坚积，《雷公炮制药性解》注其治"息肉阴蚀痔疮"，本病属阴疮、癥瘕，非此药不可取其功；皂角刺消肿排脓，又疗诸疮；鸡内金运脾软坚；苍、白二术共用，健脾燥湿，脾运则湿邪去，湿去则脾运调，相辅相成；酌加萆薢，用其味苦可清心火、泄水祛湿，能疗恶疮。后在此基础上随证加减，则诸症消，其病愈。

十五、子嗽

刘某，女，38岁。2019年1月31日初诊。

主诉：妊娠期咳嗽15天。

现病史：半月前患者无明显诱因突然出现咳嗽伴喘促，咽部痒微痛，痰白黏，于当地医院就诊，就诊过程中抽血化验发现已怀孕。昨日超声检查提示宫内早孕。既往分别在2007年孕7个月咳嗽，产后自愈；2016年孕50余天开始咳嗽，孕80天胎停育后咳嗽自止。舌微红，苔薄黄，脉弦滑。

既往史：平素身体状况良好；孕产史1；胎停育史1。

辨证：肺阴虚。

治法：滋阴清热，润肺止咳安胎。

方药：百合固金汤合寿胎丸加减。

百部9g，白前6g，陈皮12g，炙百合15g，紫菀12g，生地黄10g，麦冬15g，川贝母9g，玄参10g，桔梗6g，熟地黄15g，北沙参12g，五味子10g，桑寄生12g，阿胶6g（烊化），川续断20g，菟丝子20g。5剂，日1剂，水煎取汁300mL，早晚各150mL分服。

2019年2月7日二诊：患者自述咳嗽缓解，昨日受凉受风，今晨起床喷嚏不止，流清涕，纳差，脉浮滑。

方药：百部9g，白前6g，陈皮12g，炙百合15g，紫菀12g，生地黄6g，麦冬15g，川贝母9g，桔梗6g，荆芥12g，生姜6g，五味子10g，苏叶12g，北沙参12g，六神曲9g，防风12g，柴胡15g。3剂，水煎，日1剂，早晚分服。

2019年2月13日三诊：感冒已愈，咳嗽明显缓解，舌苔薄白，脉沉滑。

方药：百部9g，白前6g，陈皮12g，炙百合15g，紫菀12g，生地黄6g，麦冬15g，川贝母9g，黄精15g，生姜6g，五味子10g，苏叶12g，北沙参12g，旱莲草15g。7剂，水煎，日1剂，早晚分服。

守上方随证加减治疗一个半月，咳嗽完全消失，母胎无恙。

按语：本案患者素体肺脾气虚，怀孕后精血聚于胞脉以养胎，津液不足，虚火上扰，况肺喜润恶燥，故治疗宜清之润之。《校注妇人良方》云："嗽久不愈者……或因肺气虚不能生水，以致阴火上炎所致。治法当壮土金，生肾水为善。"方用百合固金汤合寿胎丸加减。百合固金汤为子嗽虚火灼肺之首选，然妊娠期特殊生理情况，未用当归，虽其活血之性不盛，但总归防患于未然；配合寿胎丸，以补肾安胎，咳嗽较盛者腹肌收缩增强，频率增加，久而久之堕胎风险遂增高，故安胎之辈贯穿治疗始终；百部、白前、紫菀、陈皮止咳润肺，化痰降逆，使气机调畅，则咳嗽自消；五味子、北沙参敛肺生津，滋阴润燥，金水相生。诸药合用，共奏润肺止咳安胎之效。

十六、妊娠眩晕

陈某，女，29岁。2021年3月22日初诊。

主诉：妊娠期眩晕15天。

现病史：患者自述头晕头痛半个月，今日自行监测血压147/82mmHg，同时伴有夜间燥热，失眠，现孕16周+1天。18天前因过度劳累，于3月4日晚间突然出现阴道流血，出血量如平日经期量。经我门诊治疗后出血止，胎儿正常。现测血压153/85mmHg。孕前他院诊断为多囊卵巢综合征，曾出现闭经3个月。体胖，体重91kg。舌苔白腻，脉弦滑。

既往史：平素体胖；低血压史（既往血压103/80mmHg）；多囊卵巢综合征史。

辨证：阴虚痰热。

治法：益肾柔肝，清化热痰，佐以安胎。

方药：柔肝煎（自拟方）。

枸杞子12g，生白芍9g，熟地黄15g，天麻12g，麦冬15g，生杜仲15g，陈皮15g，黄精15g，山茱萸15g，旱莲草15g，桑寄生15g，阿胶6g(烊化)，地骨皮15g，竹茹15g，川贝母6g，桑叶12g，钩藤12g(后下)。7剂，日1剂，水煎取汁300mL，早晚各150mL分服。

2021年3月31日二诊：自述头晕症状缓解，无头痛，当日测血压138/85mmHg，1周内鼻出血3次，觉口咸有痰，舌苔微黄，脉弦滑。

方药：生地黄15g，生白芍9g，天麻12g，钩藤12g（后下），麦冬15g，生杜仲15g，陈皮15g，黄精15g，山茱萸15g，旱莲草15g，桑寄生 15g，阿胶 6g（烊化），地骨皮 15g，盐黄柏 12g，桑叶 12g，黄芩 9g，竹茹 15g，川贝母 6g。7 剂，水煎，日 1 剂，早晚分服。

2021 年 4 月 7 日三诊：仍觉口咸，监测血压 135/80mmHg，无头晕头痛，舌苔薄白，脉滑细。

方药：生地黄 15g，生白芍 9g，天麻 12g，钩藤 12g（后下），麦冬 15g，生杜仲 15g，陈皮 15g，黄精 15g，山茱萸 15g，旱莲草 15g，桑寄生 15g，阿胶 6g（烊化），地骨皮 15g，盐黄柏 12g，桑叶 12g，黄芩 9g。7 剂，水煎，日 1 剂，早晚分服。

2021 年 4 月 18 日四诊：近 1 周监测血压稳定在（125 ～ 118）/（93 ～ 88）mmHg，口咸，无燥热，舌苔薄白，脉滑细。

方药：生地黄 15g，生白芍 9g，天麻 12g，钩藤 12g（后下），麦冬 15g，生杜仲 15g，陈皮 15g，黄精 15g，山茱萸 15g，旱莲草 15g，桑寄生 15g，阿胶 6g（烊化），盐黄柏 12g，黄芩 9g。7 剂，水煎，日 1 剂，早晚分服。

2021 年 4 月 28 日五诊：孕 21 周 +3 天，自述偶尔胃酸，觉消化不良，胃胀，血压稳定，便秘。

方药：桑寄生 15g，川续断 15g，杜仲 15g，阿胶 6g（烊化），黄精 25g，黄柏 6g，麦冬 15g，旱莲草 15g，黄芩 9g，陈皮 15g，山茱萸 15g，砂仁 6g（后下），天麻 6g。10 剂，水煎，日 1 剂，早晚服。

后续为防止本病反复，或进展至子痫前期 - 子痫，故随症加减用药，巩固治疗 2 月余，共计 4 个月，一切平稳。

按语：妇人妊娠，一身之气血下聚胞宫养胎，则周身之精血偏颇，若于常人怀嗣，增其水谷，充养精髓，亦可填补气血，补其不足，盖无恙也。然痰湿家，痰阻脾胃，水谷入而不化，反被其害。痰阻气机，徒增之气血不能运达周身，阻滞于外，则变生他病。且阴血下达，虚阳上浮，逢痰湿日久则易化火，痰火扰动清窍，则脑转耳鸣，眩冒目花。加之患者半个月前有过出血且量较多，肝血受损，亦伤及肾，水木枯槁，《黄帝内经》曰："诸风掉眩，皆属于肝……"辨证虚实夹杂，阴虚为本，痰火为标，故治宜益肾柔肝，清化热痰，佐以安胎。方中天麻、钩藤平肝息风，肝为厥阴风木之脏，其性主升主动，天麻入手太阴肺经，得金气之秉性，制风木之上药，柔肝息风于外；钩藤入足厥阴肝经之本，清热平肝于内，内外和合则上亢之虚火可平。竹茹、桑叶、川贝母清化痰热，竹茹气微寒，味甘而无毒，秉初冬寒水之气，可去温火，经霜之桑叶配伍川贝母，轻清凉散，化痰于无形。枸杞子、生白芍、熟地黄、黄精滋补肾水，肾水充则肝阴养，犹如久旱之甘霖，枯木逢春，得雨水滋润则虚燥之性可去。生杜仲补肝肾之中又有平肝阳之效，气味升多于降，为妊娠期高血压疾病的常用药。山茱萸、旱莲草主入足少阴肾、足厥阴肝经，相须为用，益肝肾之阴。桑寄生、阿胶补肾安胎。地骨皮、麦冬去周身浮游之火，兼养阴液。治疗 4 个月，于 2021 年 8 月 26 日剖宫产一健康男婴。

第四章　临证经验点滴

肺系病病因病机与辨证思路

一、肺的生理与病理

生理：肺位于胸中，上连气道，开窍于鼻，合称肺系。肺在体为皮毛，其经脉络大肠，互为表里。肺主气属卫，为宗气出入之所，司呼吸，为气机升降出入之枢，主治节，助心行血，合皮毛，煦泽肌肤，故《黄帝内经》云："肺者，相傅之官，治节出焉。"

病理：肺主气、司呼吸，故肺的病理表现主要是气机出入升降的失常。肺开窍于鼻，外合皮毛，且肺为娇脏，不耐寒热，故外邪首先犯肺，肺气宜宣宜降，若外邪壅闭肺气，宣降不利，常表现为咳嗽，甚则喘息。肺朝百脉，主治节，助心行血，管理调节血液运行，若肺气失调，可以引起心血的运行不利，则出现胸闷、胸痛、咳血等症。肺有通调水道、下输膀胱的功能，若肺气不降，通调失利，可导致水液潴留，发为水肿、小便不利。肺与大肠互为表里，大肠职司传导，赖肺气下降而排泄通达，反之，大肠积滞不通，亦能影响肺之肃降。

二、肺系病辨证分型

治疗呼吸系统疾病，不但要治肺，而且要注意调理其他脏腑，如健脾、清肝、养肺补肾等，临证详辨，灵活掌握，遣方用药，变通化裁。按照脏腑辨证，肺系疾病常有以下证型。

1. 肺脾气虚

脾胃与肺具有相生关系，脾为肺之母脏，肺主气而脾生气，肺所主之气来源于脾。脾虽然是肺之母脏，但脾胃的运化，又有赖于肺气的宣发。饮食入胃之后将精气游溢于脾，脾又将津液输布于肺，肺赖其宣发之性，再将津液散布于全身，清者上行而浊者下达。这样脾胃中的水湿才不致停留。也就是说，肺气虽然来源于脾，而脾的运化功能还是与肺分不开的。故前人有"脾为生痰之源，肺为贮痰之器"之说，痰之所以会生，由于脾阳不足，而痰之所以会出，实与肺气不宣有关。

当脾胃虚弱的时候，大多首先影响肺，肺气不足也大多与脾气虚有关，脾不能益气则肺气虚，肺气虚则卫气不固，常易引发感冒等疾病。玉屏风散因其有益卫固表之功，是预防感冒、治疗自汗的代表方剂。

2. 肝火犯肺

本证多由于情志抑郁不舒，肝郁化火，木火刑金，以致肺失清肃，气逆于喉而咳嗽；火热伤津则咽喉干燥，多兼胁痛；若肝火损伤肺络时则咳痰带血，治宜降肝火，清肺热，化痰止咳，用丹栀逍遥散加清热化痰之品，如全瓜蒌、桔梗、知母之类，或加泻白散和黛蛤散等。

3. 肺肾阴亏，虚火上炎

本证多因病久阴液耗伤，或发汗太过，或邪热久恋于肺而耗伤肺阴，津液亏损而失濡养，症见干咳无痰，或痰少而黏；又病久及肾，阴虚火旺，见午后潮热颧红，手足心热，心烦失眠盗汗。热伤肺络则咳痰带血，口干咽燥，舌红少苔，脉细数。治宜养阴润肺，方用沙参麦冬汤加减，酌加知母、天冬之类。

4. 肾阳虚衰

咳嗽日久，病久及肾，肾气虚衰，气不归元，症见咳嗽气短，动则加重。肾阳不足，不能温化水液，水液泛滥而上逆，症见面部及肢体浮肿；肾阳不足，火不生土，脾阳失健而水寒不化，凝聚为痰，故吐清稀之痰；肾阳既衰，卫阳不固，常汗出；阳气不能温养于外，故见畏寒肢冷，神疲乏力，舌淡胖大，苔滑白，脉沉细。治宜温补肾阳，方用金匮肾气丸加五味子、补骨脂、淫羊藿等。若肢体浮肿，畏寒肢冷者，方用济生肾气丸加减治之。

三、咳嗽常用辨证治疗方法

咳嗽首先当分辨外感与内伤。外感咳嗽起病较急，病程较短，初期常有寒热、头痛等表证，实证居多，治宜疏散外邪、宣通肺气为主，邪去则正安。内伤咳嗽病程较长，往往有较长时间的咳嗽病史和其他脏腑失调的证候，虚证或虚中夹实证居多。治疗以调理脏腑为主。治疗咳嗽，调理脏腑主要在肺，同时受到脾、肾、肝、心及六腑的影响。正如《黄帝内经》所说："五脏六腑皆令人咳，非独肺也。"常用辨治方法有以下几种。

1. 辛温解表，宣肺止咳法

主症：咳嗽，吐白色稀薄痰，鼻流清涕，头痛、身痛、恶寒，舌质淡，苔薄白而滑，脉浮紧或滑。

方药：生麻黄6g，荆芥10g，防风10g，杏仁10g，前胡10g，桔梗10g，枳壳10g，陈皮10g，法半夏12g，炙紫菀12g，炙款冬花12g，甘草6g，生姜2片，大枣4枚。

用法：水煎服，日1剂，日2次。

2. 辛凉解表，清热止咳法

主症：咳嗽，吐痰黏稠、色黄，咽痛，口干，便秘，舌淡红，苔薄黄，脉滑。

方药：桑叶10g，黄芩10g，桔梗10g，杏仁10g，前胡10g，连翘12g，百部10g，全瓜蒌12g，地龙12g，炙桑白皮12g，知母10g，川贝母10g，甘草6g。

用法：水煎服，日1剂，日2次。

3. 解表散寒，温肺化饮，止咳平喘法

主症：咳嗽，恶寒，胸闷气喘，咳痰色白呈泡沫状，无汗，舌质淡，苔白或白滑，脉紧。

方药：生麻黄8g，桂枝10g，丹参20g，干姜10g，细辛5g，炒白芍12g，茯苓15g，白术12g，五味子10g，炒枳壳10g，法半夏12g，炒苏子12g，炒莱菔子12g，地龙12g，甘草6g，生姜2片，大枣4枚。

用法：水煎服，日1剂，日2次。

4. 益气养阴，润肺化痰止咳法

主症：干咳作呛，咳痰不爽，痰少色黄或丝状，口干舌燥，咽痛，舌红，苔少，脉细。

方药：北沙参12g，麦冬12g，知母10g，百合10g，川贝母10g，炙枇杷叶10g，桔梗10g，炙桑白皮12g，炙紫菀12g，炙款冬花12g，甘草6g。

用法：水煎服，日1剂，日2次。

5. 益气固表，疏散风热法（治疗咽炎性咳嗽）

主症：咽痒咳嗽，少痰或无痰，反复发作，遇风或冷气即咳，舌质淡，苔黄，脉滑缓。

方药：玉屏风散加味。

生黄芪15g，防风10g，白术12g，当归12g，桔梗10g，全瓜蒌12g，金银花15g，连翘15g，牛蒡子10g，甘草6g。

用法：水煎服，日1剂，日2次。

四、肺系病辨病治疗经验

1. 治疗慢支经验方

（1）痰湿内停，肺失肃降

主症：咳嗽痰多，色白而黏，胸闷气短，肢体困倦，舌质淡，苔白腻或滑白，脉滑濡。

治法：健脾祛痰，行气止咳。

方药：香砂六君子汤加减。

党参12g，白术10g，茯苓15g，丹参15g，炒枳壳10g，陈皮10g，法半夏12g，炒苏子12g，炒莱菔子12g，炙紫菀12g，炙款冬花12g，炙甘草8g，大枣4枚，生姜2片。

用法：水煎服，日1剂，日2次。

（2）肺肾亏虚，痰邪壅肺，肺失宣降

主症：咳嗽，痰多色白，胸闷气喘，遇风寒则加重，反复发作，舌淡红，苔滑腻，脉弦细而滑。

治法：补肺益肾，止咳定喘（标本兼顾）。

方药：宣肺固肾定喘汤（自拟方）。

生麻黄8g，太子参12g，炙黄芪15g，淫羊藿15g，丹参20g，杏仁10g，桃仁10g，百部10g，五味子10g，炒苏子12g，炒莱菔子12g，炒枳壳10g，地龙12g，炙紫菀12g，炙款冬花12g，甘草6g。

用法：水煎服，日1剂，日2次。

（3）痰邪壅肺，肺寒膈热

主症：咳嗽痰多，胸闷气喘，口干口苦，苔薄黄而腻，脉弦滑而数。

治法：宣肺平喘，清热化痰。

方药：定喘汤合三子养亲汤加味。

生麻黄8g，法半夏12g，白果10g（打碎），桑白皮12g，黄芩10g，炒苏子12g，炒莱菔子12g，炒白芥子10g，杏仁10g，炒枳壳10g，炙款冬花12g，甘草10g。

用法：水煎服，日1剂，日2次。若热盛痰多，加全瓜蒌12g，胆南星9g，地龙12g，海蛤壳10g。

（4）风寒束表，入里化热，或外感风邪，身热不解

主症：咳逆气急鼻扇，口渴，发热，有汗或无汗，舌苔薄白或黄，脉滑而数。

治法：宣肺涤饮，清热降逆。

方药：麻杏石甘汤加味。

麻黄10g，杏仁10g，生石膏30g，炙甘草10g，厚朴10g，桑白皮12g。

用法：水煎服，日1剂，日2次。若汗出而喘，石膏用量可5倍于麻黄；若无汗而喘，则3倍于麻黄。若高热加黄芩10g，栀子10g，金银花15g，连翘15g，知母10g；气急甚，加地龙12g，炒苏子12g，炒莱菔子12g，炒葶苈子12g。

2.治疗支气管扩张经验方

治法：清热泻肺，祛痰止血。

方药：朝阳面的侧柏叶60g（火烤半黄半青），北沙参12g，炒黄芩10g，百部10g，白及10g，代赭石30g，大黄6g，炙紫菀30g，知母10g，川贝母10g，地骨皮10g，桑白皮12g，甘草6g。

用法：水煎服，日1剂，日2次。

3.治疗咳嗽伴低热经验方

治法：解表清热，化痰止咳。

方药：柴胡15g，黄芩10g，杏仁10g，前胡10g，桔梗10g，全瓜蒌12g，地龙12g，连翘12g，生石膏30g，桑白皮12g，白花蛇舌草30g，甘草6g。

用法：水煎服，日1剂，日2次。

4. 治疗肺心病心衰（阻塞性肺气肿、肺源性心脏病）经验方

治法：益肾定喘，温阳利水。

方药：熟附片 30g（先煎 1 小时），党参 20g，麦冬 20g，五味子 10g，生白术 20g，丹参 20g，茯苓 15g，生麻黄 15g，生石膏 30g，杏仁 10g，地龙 15g，炒葶苈子 15g，椒目 15g，甘草 12g，生姜 2 片。

用法：水煎服，日 1 剂，日 2 次。

5. 治疗肺炎经验方

治法：清热解毒，润肺化痰。

方药：玄参 12g，麦冬 12g，生地黄 12g，黄芩 10g，栀子 10g，连翘 12g，桔梗 10g，桑白皮 12g，杏仁 10g，前胡 10g，川贝母 10g，甘草 6g。

用法：水煎服，日 1 剂，日 2 次。

6. 治肺痈方

（1）初期

风热袭表犯肺，痰热壅阻于肺，肺失宣降。

主症：恶寒发热，咳嗽胸痛，吐黄色黏痰，舌红苔薄黄，脉浮数。

方药：银翘散加味。

连翘 15g，金银花 15g，桔梗 10g，薄荷 9g，竹叶 10g，荆芥 10g，淡豆豉 10g，牛蒡子 9g，甘草 10g，全瓜蒌 12g，川贝母 10g。

用法：水煎服，日 1 剂，日 2 次。胸痛加枳壳 10g，桃仁 10g，以行气化痰，活血通络。

（2）成痈期

邪热壅肺，血脉瘀阻，痰热交结，腐而成痈。

主症：高热不退，咳嗽气急，咳吐黄稠脓痰，气味腥臭，胸胁疼痛，转侧不利，烦躁不安，口燥咽干，舌红苔黄腻，脉滑数。

治法：清热解毒，化痰活瘀，宣肃肺气。

方药：千金苇茎汤加味。

生地黄 12g，黄芩 10g，栀子 10g，连翘 15g，桔梗 10g，全瓜蒌 12g，芦根 30g，冬瓜仁 30g，生薏苡仁 30g，桃仁 10g，败酱草 12g，鱼腥草 30g，知母 10g，生石膏 30g，甘草 10g。

用法：水煎服，日 1 剂，日 2 次。若咳喘较甚加葶苈子 15g，桑白皮 12g，地龙 12g。

五、治疗咳喘病的体会

1. 咳嗽

咳嗽是肺系疾病的主要证候之一。《素问·宣明五气论》说："五气所病……肺为咳。"《素问·咳论》指出"五脏六腑皆令人咳，非独肺也"，强调了肺系受邪及脏腑功能失调均导致咳嗽的发生。但"痰邪"的产生不论寒痰、热痰、风痰、湿痰均为主要病理因素。首先认为脾虚健运失常，饮食不能化生为精微，反而酿成痰浊，上犯于肺，肺失宣降，气逆而咳，故有"脾为生痰之源，肺为贮痰之器"之说。这是内在因素的根本。当然，其他脏腑功能失调亦可生痰而致咳嗽，但以脾虚生痰者居多。在人体正气虚弱、卫外不固的情况下，气候稍变或遇寒冷，邪气即乘虚袭人，肺首当其冲，新感引起伏痰，如此内外合邪，咳喘故而诱发，其病机多为脾虚痰壅，肺失肃降。因此，对于慢性支气管炎患者，注重调理脾胃当以益气健脾祛痰为主。笔者常以香砂六君子汤、二陈汤、苓甘五味姜辛汤化裁治之，每获良效。这对于减少痰的来源、减少发作机会大有裨益。记得曾遇患老慢支的老翁，每逢秋冬季而咳喘必发，甚则咳喘加重，苦不堪言。当时嘱其常年服香砂六君子丸和补中益气丸，次年来诊，咳喘减半，甚喜！再就是咳喘病未感新邪的情况下，或者缓解期，不宜过于解表发汗，以免耗伤正气，形成恶性循环，当以顾护正气为要。

2. 慢性肺源性心脏病

慢性肺源性心脏病属中医学"咳嗽""喘病""肺胀""水肿""心悸"等范畴，为常见病、多发病，咳、痰、喘、肿为主要症状特征，属肺肾阳虚、痰瘀伏肺为主要病理基础的本虚标实的慢性虚损性疾病。此病慢性迁延期属正虚邪恋之证。临床可见痰浊壅肺的标实证。若久咳不已，终必及肾，肾虚则气不受纳，气喘不接，逐渐形成肺脾肾俱虚，为之本虚。这就是虚为正气虚，实为邪气实的基本病理。肺主皮毛、司卫气，寒邪犯肺，伤及卫阳，卫阳虚则易感寒邪，反伤肺气，损及肺阳，肺阳虚不能输布津液，聚而成痰，痰阻气机，血液运行不畅，导致瘀血阻肺，肺气失宣，出现咳喘尤甚、口唇暗、舌质灰暗、脉滑等。反复发作，耗伤正气，气伤正虚，其邪易袭，形成恶性循环。因此，治疗上必须标本兼施，灵活变通。急性期多为标实证，痰、瘀、热为其主要病理产物及病理因素。临床常用清肺化痰、活血降气、止咳平喘法。在治疗此类型咳喘时，在健脾祛痰、止咳平喘方药中酌加丹参、赤芍、桃仁、地龙等活血之品，纠正缺氧，减少二氧化碳潴留，降低血液黏稠度，从而改善肺的通气功能及肺血液循环，以缓解咳喘症状；亦可采用温阳活血利水法。常用真武汤加丹参、赤芍、地龙、桑白皮、炒葶苈子温阳助膀胱化气而发挥行水、强心作用，具有缓解气管痉挛、改善肺的呼吸功能、改善循环、降低血液黏稠度、改善心脏供血缺氧等作用。

六、肺系病预防调摄措施

1. 对素时脾虚痰盛之人，应注意调理脾胃为要。可服用香砂六君子丸以益气健脾、祛痰和胃，脾胃调和，正气充盛，机体抵抗力增强，体现了"正气存内，邪不可干，邪之所凑，其气必虚"这一基本道理。

2. 防止感冒，适寒温，调饮食，忌食肥甘厚腻、烟酒、咸菜、酱菜之品，这些食品易生痰，痰多即可诱发咳喘。

3. 调情志，坚持合理的生活起居，适当参加体育活动以增强体质，避免诱发本病，减少本病的发作机会。

治疗感冒的点滴体会

提起感冒，大多数人都会觉得感冒是个小毛病，体质好的扛几天多喝水就好了。但感冒却又是不容小视的疾病，小小感冒可以引发许多并发症甚至造成严重后果，特别是对于免疫力低下、基础病较多的年老体弱者。但现实情况却是大量人群感冒误治而不自知。许多人一出现感冒咽痛就觉得是"上火"了，自己服用各种清热解毒药却不见效。还有很多医生也不去仔细辨证而是给患者开清热解毒类的中成药，还有社区门诊，凡是呼吸道症状的一律是抗生素加清热解毒类的中成药输液。这样的后果是，虽然"上火"症状一时减轻，但有的感冒持续十多天不好，有的开始咳嗽不止，甚至有的为后期的鼻炎、哮喘等疾病埋下隐患。这是当下普遍存在的现象。作为一名从医50多年的老中医，我对这种现象感到非常痛心，觉得有必要谈谈对感冒治疗的一些体会。

感冒的中医辨证是根据患者体质及症状，通常分为风寒感冒、风热感冒、寒包火感冒及气虚感冒、阴虚感冒几种证型。其中风寒、风热和寒包火型最为多见。临床中，这几种证型在同一患者身上是可以随着时间而变化的，所以，即便是一个简单的感冒，我们处方时也要仔细辨证，方药对症才能取得良效。

我们都知道，感冒大多是由于受凉引起的，人体在劳累、虚弱的状态下最容易感受风寒之邪，风寒最初侵袭体表，会出现恶寒、鼻塞、流清涕，如果寒邪较重，就会寒战、全身疼痛、头痛，治疗就需要解表散寒，轻者用荆芥、防风、苏叶等疏风解表药物即可，寒邪重者则需用麻黄汤发汗解表，周身疼痛也可加羌活发表解肌。但一般情况下，风寒证为主的阶段时间很短，因为病邪侵袭人体后会向里传变，而且外邪传变的速度一般都很快，加上患者就诊时可能已经是出现症状几天以后了。所以，医生见到就诊患者单纯风寒证的情况相对较少。风寒入里后不同体质的患者会出现不同的兼夹症状，如果素体偏热盛，会入里化热，在风寒表证的同时出现里热的症状，比如在鼻塞、恶寒的同时会出现口干、咽痛、鼻涕由开始的清涕转变为黄稠脓涕、小便黄、大便干等，这时的治疗就要在解表的同时兼清里热，可以用荆芥、防风、苏叶等药疏风解表，用黄芩、板蓝根、金银花、连翘等清热解毒，表里兼顾；解表与清热的力度则要根据患者表证和里热的程度来决定，用量和比例是衡量一个中医师功底的重要方面，需要根据个人的治疗和用药经验，对处方整体疗效作用至关重要。还有许多患者感受风寒后里热的症状并不明显，而是伴有纳呆、呕恶、周身困重乏力、大便溏等夹湿的症状，这类患者往往素体偏脾虚湿盛，感冒以后易缠绵难愈，就是我们平时常说的胃肠型感冒，这种情况需要在解表药的基础上加用藿香、佩兰等芳香化湿，加陈皮、法半夏燥湿化痰。我在临床治疗感冒时应用最多的是荆防败毒散加减，常以荆芥、防风、杏仁、前胡、桔梗为基础方，根据患者兼证来加减变化，一般两到三剂即可痊愈。

从临床治疗感冒的经验来看，我认为无论预防还是治疗感冒，调理脾胃是关键。调理脾胃是防治感冒的有效治疗途径和有效方法，特别对体虚、胃肠型感冒、反复发作者尤为适合，且有治愈后不易复发、疗效稳固等优势。

一、发病防病的理念

脾胃和肺具有相生关系，脾胃为肺之母脏，肺主气而脾益气，肺所主之气来源于脾。何梦瑶说："饮食入胃，脾为运行精英之气，每日周布诸腑，实先上输于肺，肺先受其益，是为土生肺金，肺受脾之益，则愈旺，化水下降，泽及百脉。"因此，当脾胃虚的时候，大多首先影响到肺。肺气不足，也大多与脾有关，如脾胃虚弱的人易发感冒。表面上看较易感冒是由于卫气不足，而实际上与脾气不足有关，脾不能益气则肺气虚，肺气虚则卫气不足，如玉屏风散是固补卫气、预防感冒、治气虚自汗的良方。

从另一方面，脾虽然是肺之母脏，但脾胃的运化又赖于肺气的宣发。饮食入胃之后将精气游溢于脾，脾又将津液输布于肺，肺赖其宣发之性，再将津液输布全身，清者上行而浊者下达。这样脾胃中的水湿才不致停留。也就是说肺气虽然来源于脾，而脾胃的运化功能还是和肺分不开的。前人有"脾为生痰之源，肺为贮痰之器"之说，痰所以会生，由于脾阳不足，痰之所以会贮，实与肺气不宣有关。由此可见临床上的感冒，若有痰湿内因存在，在宣肺解表的同时，适当加一些祛痰和胃之品，则有利于感冒的治愈和康复。

二、调理脾胃的意义

临床上发现许多感冒患者，多因脾胃损伤，正气虚弱，易于感受外邪而致。正如脾胃大师李振华教授所说："小儿多为内不伤则外不感，小儿手心热于手背者，提示为体内内伤，手背手心俱热者，往往已发热，当表里双解之。"或因感冒发热，应用西药抗生素，打针吃药，这种治标的方法，固然感冒及时得到了控制，但脾胃已受到损伤。因此，感冒反复发作，甚者缠绵不解，形成恶性循环，患者无奈前来求治中医治疗。儿童更是反复治疗，体质越来越差，甚至影响发育。小儿患疳积的低热，体温不高，仅手足心热，不欲食、消瘦等，显然是小儿脾胃虚损，运化失宜，吸收功能障碍等，脏腑失养而形成。若又要打针吃药，损伤脾胃，反而加重病情，中医采取消积导滞理脾之法，不日而愈。

以上的发病病因，既说明了调理脾胃的重要性，张仲景曰："四季脾旺不受邪。"脾胃是元气之本，元气是健康之本，元气又名真气，所受于天，与谷气并而充身也。李东垣的《脾胃论》认为脾胃一伤，诸病丛生。又说明了内在元气充足，则疾病无从发生。元气充足与否，关键在于脾胃是否健旺，那么感冒发病，然也。正如《内外伤辨惑论·饮食劳倦论》曰："盖人受水谷之气以生，所谓清气、荣气、卫气、春生之气，皆胃气之别称也……'饮食入胃，游溢精气，上输于脾，脾气散精，上归于肺，通调水道，下输膀胱，水精四布，五经并行，合于四时五脏阴阳，揆度以为常也'。苟饮食失节，寒温不适，则脾胃乃伤，喜怒忧恐，劳役过度，而损伤元气，既脾胃虚衰，元气不足……脾胃之气下流，使谷气不得升浮，是生长之气不行，则无阳以护，其荣卫不任风寒。"这就是脾肺气虚易发感冒的主要原因。

三、防治原则与治法

临证时根据具体情况，谨慎处理，急则治标，缓则治本。内伤外感并见，夹杂出现者，若内伤重、外感轻，根据脾胃特点，当以调理脾胃为主，轻剂解表即可。若外证多，外感重者，当以解表为先，调理为辅的原则。"虚则补之"乃是治疗虚证大法，然而补药应用不当，亦多气壅、腻膈，反使脾胃运化呆滞，致生变证。因此，在临床辨证用药时，应酌情加入砂仁、陈皮、生姜、大枣之类，以促进脾胃运化，升发中焦气机，陈皮有补、有泻、可升、可降，有调中快膈、导滞消痰之功；生姜解郁调中，畅胃口，而开痰下食；大枣乃脾经血分之药，补而运之，以发脾胃升腾之气。姜枣同用，生姜助卫发汗，大枣补益营血，防止汗多伤营，共奏调和营卫之功。

在临床上对体虚（胃肠型）感冒，采用益气固表、调和营卫的治法，方用玉屏风散合桂枝汤加减应用，或用补中益气汤酌加桂枝、淫羊藿、菟丝子、生姜、大枣等，多获良效。对于脾胃虚弱，易发感冒者，常嘱患者服用香砂六君子丸、补中益气丸缓图，亦可预防感冒或慢性支气管炎，疗效颇佳。

治疗郁病心得体会

心理健康是健康的重要组成部分，只有心理健康才能使人们幸福愉悦、延年益寿；只有心理健康，人们才能精力充沛地投入学习、工作、社会活动和正常生活。所以有人说，心理健康是幸福的源泉，是事业成功的保障。随着社会不断进步和精神文明水平不断提高，心理健康问题日益受到社会和广大群众的重视。

现代社会使人们的生活得到改善，带来许多便捷，增添了许多新的内容和情趣。但是，社会节奏加快，竞争日趋激烈，也给人们带来了巨大的心理压力。这些压力不管来自工作、家庭、社会或其他方面，都会使人们增添许多烦恼。如不能及时排除这些烦恼，日积月累，就会产生心理障碍，甚至罹患精神方面的各种疾病。据有关资料统计，近年来心理疾病的发病率呈上升趋势，但人们往往重视治疗躯体疾病而忽视心理疾病，致使心理疾病并发躯体疾病，严重损害人们的健康，给家庭和社会增添了沉重的负担。

一、郁病病因

不良情绪是导致心理疾病的最重要因素。情绪影响机体的免疫力，西医学认为，良好的情绪可使机体生理机能处于最佳状态，使免疫抗病系统发挥最大效应，抗拒疾病的袭击。有的心理学家把情绪称为"生命的指挥棒""健康的寒暑表"。情绪可以改变内分泌和神经系统功能，影响精神健康。经常紧张忙碌、不顺心会使人体出现失眠、脱发，甚至神经衰弱等系统失调的症状。如果受到强烈、突然或持久的精神打击会引起精神障碍。人类是感情动物，有七情六欲是正常现象。但过度的情绪会导致很多疾病，《黄帝内经》云：恐伤肾，怒伤肝，悲伤肺，思伤脾，喜伤心。讲的就是过度的不同情绪对对应五脏的损伤。《黄帝内经》又云："百病生于气也。怒则气上，喜则气缓，悲则气消，恐则气下……惊则气乱……思则气结。"我们也可以理解为任何疾病的发生其实都和情绪有着密切的关系。

二、郁病相关疾病治疗经验

西医治疗心理疾病常常以镇静药物、抗焦虑、抗抑郁药物为主，但存在副作用明显、容易产生药物依赖、疗效不理想等种种弊端。中医将焦虑、抑郁统归于"郁病"范畴。中医治疗此病疗效显著，具有独特的优势。郁病不仅仅是精神心理疾病，还可以引发多系统疾病。现将本人多年治疗由郁病而引发其他系统疾病的经验总结如下。

1. 胃痛

病因：多因情志不畅，肝气郁结所致。肝主疏泄、藏血、舍魂、喜条达恶抑郁，肝失疏泄，气机失畅，则精神抑郁，情绪不宁；肝郁乘脾，则腹胀，纳呆；肝气犯胃，则胃脘不适，嗳气频作。

主症：患者常精神抑郁，情绪不宁，胸部满闷，胁肋胀痛，痛无定处，脘满嗳气，胃脘不适，纳呆，大便失常，女子可伴月经不行或推迟，经前则乳胀腹痛，苔薄腻，脉象弦。

治法：疏肝解郁，理气和胃。

方药：柴胡疏肝散加减。方中柴胡、香附、枳壳、陈皮疏肝解郁，理气止痛，川芎、白芍、甘草活血定痛，柔肝缓急。

加减：若胁肋胀满疼痛较甚者，可加郁金、檀香、木香理气止痛。若肝火犯胃，出现烧心、泛酸等，可加左金丸，以黄连、吴茱萸清肝泻火。胃痞纳呆者可加陈皮、半夏、茯苓、砂仁和胃消痞。

2. 脏躁

病因：多因阴血不足，心神失守所致。脏躁病名，始见于《金匮要略·妇人杂病脉证并治》："妇人脏躁，喜悲伤欲哭，象如神灵所作，数欠伸，甘麦大枣汤主之。"

主症：精神恍惚，心神不宁，多疑易惊，喜怒无常，悲忧善哭，或手舞足蹈，或时时欠伸，舌质淡，苔薄白，脉弦。

治法：甘润缓急，养心安神。

方药：甘麦大枣汤加减。

加减：躁扰失眠者，可加酸枣仁、柏子仁、茯神、制何首乌等养心安神；喘促气逆者，可加五磨饮子以开郁散结，理气降逆；血虚生风而手足蠕动者，可加当归、生地黄、珍珠母、钩藤以养血息风；阴虚内热，躁扰不宁者可加百合、生地黄、桑椹、黑芝麻以滋肾养心；情绪低落，易悲伤者可加生白芍、合欢皮疏肝解郁。

3. 更年期综合征

病因：多因妇女将近经断之年，先天肾气渐衰，任脉虚，太冲脉衰，天癸将竭，导致机体阴阳失调而出现一系列脏腑功能紊乱的证候。或肾阴不足，阳失潜藏；或肾阳虚衰，经脉失于温养。

主症：心烦易怒，虚烦眠差，潮热盗汗，头昏目眩，耳鸣心悸，形寒肢冷，腰膝酸软，舌质红苔少，脉沉弦细。

治法：滋肾阴，温肾阳，调整阴阳。

方药：二仙汤、二至丸加减。仙茅、淫羊藿、巴戟天、紫石英温肾助阳，镇心安神。女贞子、旱莲草滋补肝肾，养阴益精；当归养血和血；知母、黄柏滋阴泻火。全方调和阴阳，使阴平阳秘。

加减：阴虚明显者可酌加生地黄、生白芍、百合、麦冬养阴；眠差者加灯心草、磁石清心安神；汗多者加浮小麦敛汗。

4. 失眠

病因：多因肝郁化火，扰乱心神所致。

主症：心烦易怒，失眠、不易入睡、多梦，可伴心悸胆怯、神疲乏力，舌红苔白腻，脉弦细。

治法：化痰清热，佐以镇惊安神。

方药：黄连温胆汤加减。方中黄连清心泻火；半夏降逆和胃，燥湿化痰；枳壳行气消痰，使痰随气下；陈皮理气燥湿；茯苓健脾渗湿，安神定志；郁金、石菖蒲开窍醒神；酸枣仁、百合养心安神。

5. 眩晕

病因：多因肝郁化火，痰火上扰清窍所致。

主症：眩晕反复发作，每因情绪波动或劳累过度而诱发，平时性情急躁，发作时头晕头痛，视物旋转，胸胁满闷，呕吐频作，动则更甚，心烦不寐，脉象弦细而滑，舌质淡红，苔薄白而腻。

治法：健脾柔肝，清热化痰。

方药：清肝和胃汤（自拟方）合保和丸加减。方中菊花、薄荷、谷精草、决明子清利头目；生白芍、夏枯草柔肝理气；保和丸健脾化痰消积，使气顺痰消、头目清利而眩晕自止。

三、典型病例

病案 1

李某，男，22 岁，学生，三门峡市人。2013 年 5 月 12 日初诊。

主诉：情绪低落、焦虑、失眠 1 年。

现病史：患者 1 年前因失恋出现情绪低落、心烦、胆怯、焦虑，反复想一件事，失眠多梦，曾多方诊治，在某专科医院诊断为双向情感障碍，口服丙戊酸钠治疗，症状改善不明显。舌质红，苔薄白，脉细数。

诊断：郁病。

辨证：阴虚内热，心神失养。

治法：滋阴清热，养心安神。

方药：甘麦大枣汤合百合地黄汤加减。

甘草 15g，生地黄 12g，大枣 8 枚，陈小麦 30g，酸枣仁 30g，茯神 20g，百合 30g，桑椹 30g，黑芝麻 20g，竹茹 10g，合欢皮 30g，生白芍 12g，枸杞子 12g，夜交藤 30g。10 剂，水煎，日 1 剂，分 2 次温服。

2013 年 5 月 22 日二诊：服上方 10 剂，失眠症状好转，仍心烦，多梦少寐，余症好转，舌脉同前。守上方加莲子心 3g，灯心草 6g，磁石 30g，以清心、镇惊、安神。10 剂，水煎服。

随访诸症消失。

按语：患者因失恋情志不舒，日久郁结化火，消灼阴液，心神失养而发病。方中陈小麦、酸枣仁、夜交藤、茯神、合欢皮养心益肝，除烦安神；百合、生地黄养阴清心，宁心安神；竹茹清热除烦；桑椹、黑芝麻、枸杞子滋补肝肾；甘草、大枣益气和中，甘润缓急。复诊加莲子心、灯心草、磁石以增清心、镇惊、安神之功。诸药合用，阴液得滋，心清神安。

病案 2

付某，女，52 岁，郑州市人。2013 年 2 月 18 日初诊。

主诉：心烦易怒、夜寐不安、盗汗半年余。

现病史：患者近半年来常头昏目眩，心烦眠差，潮热盗汗，耳鸣心悸，烦躁易怒，伴手足末梢发凉，腰膝酸软乏力。舌质红苔少，脉沉弦细。

诊断：郁病。

辨证：肾精亏虚，阴阳失调。

治法：温肾阳，滋肾阴，泻肾火，调整阴阳。

方药：二仙汤合二至丸加减。

仙茅 12g，淫羊藿 12g，巴戟天 12g，当归 10g，知母 10g，黄柏 6g，女贞子 12g，旱莲草 20g，紫石英 20g。7 剂，水煎，日 1 剂，分 2 次温服。

2013 年 2 月 25 日二诊：服上药后情绪较前稳定，盗汗减少，睡眠好转，舌脉同上。效不更方，仍按上方继服 14 剂。

两个月后随访病愈。

按语：王教授认为妇女即将经断之年，先天肾气渐衰，任脉虚，太冲脉衰，天癸将竭，导致机体阴阳失调而出现一系列脏腑功能紊乱的证候。或肾阴不足，阳失潜藏；或肾阳虚衰，经脉失于温养。因此在治疗时，以温肾阳、滋肾阴、调整阴阳为主要方法。仙茅、淫羊藿、巴戟天、紫石英温肾助阳，镇心安神；女贞子、旱莲草滋补肝肾，养阴益精；当归养血和血；知母、黄柏滋阴泻火。全方调和阴阳，使阴平阳秘，故情绪稳定，寐安汗止。

随着社会的发展，生活节奏的加快，情志性疾病的发病率日益增高。诊治此类病症时需要根据病情轻重缓急及临床表现不同，详细辨证，审证求因，认清病情，确立恰当的治则治法，选择合适的方药加减化裁，灵活配伍，方能药到病除，切不可拘泥于一方一药。凡因情志而导致的疾病，多与心、肝、肾功能失调有关。因肝主情志，心主神明，肾主脑，常见的更年期综合征、脏躁、神经衰弱、失眠等，治疗采取调情志、养心安神、补肾健脑等方法，每获良效。由于郁病多由情志所伤，临证时，除上述药物治疗外，精神治疗亦极为重要，正如《临证指南医案·郁》中所说："郁证全在病者能移情易性。"因此，医者应从患者角度体会其疾苦，要用诚恳、同情、关怀和耐心的态度对待患者，当善于说理，帮助患者解除思想苦闷，使患者能心情舒畅、开朗，精神愉快；此外，适当的运动锻炼有助于缓解抑郁情绪，气功、太极拳、游泳、散步等有氧运动都是舒缓情绪的有效运动方式，身心共调，可达事半功倍之效。

第五章　临证用药心得

中药的应用，具有特殊的形式和理论体系，中药理论和中医理论是相互依存、相互促进、不可分割的关系。中药的应用，应当是在中医药理论指导下认识和运用到临床，发挥其功效。国医大师朱良春先生指出："中医药的生命在于疗效，而疗效来自明确的辨证和精当的用药。"中医中药应用经验中蕴涵着丰富的学术思想，在辨证的前提下，熟练掌握药物性能、特点，灵活地加以配伍应用，拓展临证用药思路，乃是提高中医临床水平的有效途径。

一、脾胃病的辨治用药

善治脾胃者，必知其脾胃功能及性质，脾与胃经脉互相络属，构成脏腑的表里关系，脾主运化，胃主受纳，脾主升，胃主降，脾为阴脏，喜燥而恶湿，胃为阳腑，喜润而恶燥，脾胃脏腑阴阳相合，升降相因，燥湿相济，共同运化水谷精微，完成消化功能，使脏腑、肌肉、四肢"皆禀气于胃"。饮食不洁、情志失调、感受外邪等因素或其他脏腑受到影响，均可影响脾胃升、降、纳、泄功能，导致脾胃疾病的发生。其治疗原则，脾恶湿，"急食苦以燥之""脾欲缓，急食甘以缓之，用苦泻之，甘补之"。对纳运失常者，分为能纳不能化者，其治在脾，能化不能纳者，其治在胃，既不纳也不能化者，脾胃同治。治脾必开胃，治脾必调阴阳，即扶脾阳益胃阴。

1. 益气健脾药，如党参、白术、黄芪、大枣、太子参等，是针对脾胃为后天之本、气血生化之源，脾胃损伤，导致脾胃虚弱。脾胃之病，往往会影响其他有关脏腑病理改变，故重视调理脾胃。常选用香砂六君子汤健脾燥湿，祛痰和中，适用于脾胃虚弱，寒湿滞于中焦，而见脘腹胀痛，胸闷嗳气，或呕吐腹泻等，治疗慢性胃炎、胃溃疡、慢性腹泻，以及以胃肠功能紊乱为特点的消化系统疾病。

2. 理气和胃药，如香附、厚朴、枳壳、檀香、佛手、砂仁等，可理气和胃降逆。肝气犯胃者，可选用柴胡疏肝散加减治之。胃酸多者加左金丸、煅瓦楞子、乌贼骨等以清肝火，解肝郁，和胃气，制酸止痛。

3. 食积停滞之证，必以消散之药除之。正如《素问·至真要大论》所说："坚者削之……结者散之。"《医学心悟》亦说："消者，去其壅也，脏腑、经络之间，本无此物而忽有之，必为消散，乃得其平。"此为消导药物应用之准则。

食积停滞之证，常有不同兼证，临床用药时应根据不同病性，选择适当药物配伍应用。若食积内停中焦，多阻塞气机，出现脾胃气滞之证，酌情配伍利气之药，常用保和丸酌加枳壳、香附、檀香、厚朴行气宽中，消食化滞；若气机阻塞，郁而化热者，当泄热导滞，用左金丸，酌加瓜蒌、莱菔子、连翘、番泻叶等；若因气阻生湿，湿阻中焦者，用芳香化湿和胃之品，如藿香、厚朴、半夏、白豆蔻、生薏苡仁等以化湿醒脾；若兼寒象者，当配伍温中药，如干姜、吴茱萸、甘松、香附，以温中散寒行滞；若脾胃虚弱，运化无力者，用香砂六君子汤加生姜、大枣以益气健脾，理气和中。

4. 胃痛，肝气郁滞，气郁化火导致脘胁疼痛，用金铃子散加柴胡、香附、郁金、白芍以行气活血止痛。若肝郁气滞，胃有寒凝之胃痛，用良附丸加干姜、青皮、木香、沉香、当归、吴茱萸、甘松等行气祛寒止痛，可酌情选用。

胃病之痛入络，久痛多瘀，故健脾的同时使用活血祛瘀、行气止痛之品，如胃溃疡患者，常用失笑散、制乳香、制没药、延胡索，不但活血祛瘀，祛腐生新，还能促进溃疡愈合；对痰瘀者，酌加煅瓦楞子、蒲公英、生薏苡仁、乌贼骨，更益于溃疡的愈合。

据父辈经验，治疗胃痛病久者，剧烈疼痛用紫雪丹，每次 3g 吞服，疼痛即止。胃溃疡病，主张用煅石决明 30g，具有制酸、止痛、愈合溃疡的功效。

至于胃出血者，偏于气虚者用黄芪、炒白术、阿胶、炮姜炭之品；偏于热者，用十灰散酌加仙鹤草、白茅根、藕节炭、三七粉等，以清热凉血，化瘀止血。

5. 老年便秘的用药经验。老年便秘者，由于年老脾虚、热结、中气不足，无力传递，导致大便秘结不通，常采用宣、行、润、通之法。宣用桔梗开提肺气，因肺与大肠相表里；行用枳实，行气之力较猛，消积导滞；润用郁李仁、火麻仁、全瓜蒌润肠通便；若阴亏血虚，肠燥者，可加桑椹、黑芝麻以滋阴润燥，补血润肠通便。

临床上，老年便秘常见气虚和血虚津枯两种类型：①气虚：乃由于脾气陷则肠道肌肉弛缓，肺气不能下达，糟粕停于肠道，无力送出，故大便秘结。症见大便秘结，一般 10～15 天一行，伴少气懒言，自汗，便后虚疲至极，腹中不胀不痛，舌淡苔薄白，脉虚细。治拟补益脾肺，佐以润肠通便。药用补中益气汤加枳壳、蜂蜜、桔梗、火麻仁、郁李仁等。其中重用生白术 30～40g，具有运脾润燥通便之功；若与滋阴的生地黄、升阳的升麻同用，可增强疗效。②血虚津枯便秘：因老年人津血虚少，肠道津液不足而致便秘。症见大便秘结，面色青黑，身倦畏寒，小便清长，夜尿频多，舌淡白，苔白腻而滑，脉沉迟。治拟滋阴养血，润燥通便。药用当归、大枣、北沙参、麦冬、生地黄、黑芝麻、桑椹、生白芍、火麻仁、桃仁等。另外，甘肃老中医杨作先生临床上用生白芍 24～40g，甘草 10～15g，水煎服，一般 2～4 剂即可通便，且不燥结。余常在此基础上酌情加减治之，每获良效。若肺胃热盛，热伤津液，肠间燥结，大便不通者，常用玄参、生地黄、知母为主以清热养阴生津，润肠通便。临证时亦可酌加全瓜蒌、枳实、莱菔子等，疗效满意。

6. 老年久泻的用药经验。老年人久泻不愈，多由于脾肾两虚所致。脾阳不足，不能运化精微，致肾失充养，命门火衰，火不生土，不能腐熟水谷，因而发为泄泻。症见久泻不愈，伴腹中隐痛，甚则腹痛即便，畏寒肢冷，食欲不振，腰膝酸软，舌淡苔白，脉沉细。治拟温补脾肾，涩肠止泻。常以党参、白术、茯苓、山药、甘草、大枣益气健脾，涩肠止泻。腹中隐痛，痛而泄泻者，加焦山楂、乌药、罂粟、肉桂、附子理气散寒，祛痛止泻。酌加炒防风、煨葛根升胃气，以增强止泻功能。若症见寒湿夹杂者，加黄连、金银花炭清热燥湿止泻。

二、心病的辨治用药

1. 心悸辨证用药

对于胆怯易惊，梦多易醒，稍惊即心悸不已者，正如《素问·举痛论》所说："惊则心无所倚，神无所归，虑无所定，故气乱矣。"此为心气耗散而致，治当镇惊安神。药如麦冬、五味子、磁石、茯神、浮小麦、百合、酸枣仁等，可养血安神、重镇摄纳、潜浮元阳、收敛耗散之气，多获镇惊宁心安神之效。

2. 心血虚辨证用药

临床表现为心悸气短，面色㿠白，头晕眼花，倦怠无力，失眠多梦等。心主血，心藏神，如血虚，血不养心，或因失血过多（月经过多等疾病），久病血虚，或思虑过度，耗伤心血，以及脾胃虚弱，劳倦伤脾等，致使血之生化之源不足，可致血亏、血不养心、神不守舍，故而出现心悸气短、失眠多梦等症。治当益气养血，宁心安神，常用归脾汤酌加何首乌、山药、麦冬、五味子、女贞子、旱莲草益肝肾，补阴血。余治疗再生障碍性贫血，常用归脾汤加阿胶、鹿角胶、二至丸，疗效显著。

3. 胸痹（冠心病）辨证用药

胸痹日久，气阴两伤，心气运行无力，痰瘀交阻，而成正虚邪实之证，常以益气活瘀、化痰开窍法。气虚则用太子参、黄芪、丹参、赤芍、三七粉益气化瘀；气滞痰浊者，加檀香、郁金、石菖蒲、法半夏、全瓜蒌，以行气宽胸，化痰开窍，具扩张血管之功能；若兼阳虚者，加桂枝、薤白、淫羊藿；兼阴虚者，加玉竹、麦冬、五味子、葛根、桑寄生、鸡血藤，能扩张血管，改善冠脉循环等功能；若气滞血瘀者，症见胸胁胀痛，或走窜作痛，常因情志不畅而诱发，当酌情选用当归、川芎、檀香、郁金、降香、瓜蒌、延胡索、五灵脂等，具有活血化痰、行气止痛之功；若胆虚痰火扰心，症见心悸、胸闷气短、痰多、惊悸、虚烦不寐等，方用温胆汤加石菖蒲、郁金、瓜蒌清热化痰，通阳开窍宣痹，或酌加龙齿、紫石英等镇心神、安魂魄之品，对惊悸、心烦不寐者可获良效。

三、肺心病的辨治用药

肺心病是肺源性心脏病的简称，属中医学"咳嗽""心悸""哮喘""水肿"等范畴，常由于慢性支气管炎、肺气肿、咳喘日久不愈，逐渐形成，迁延日久，进而累及肺、心、脾、肾等，使脏器功能失调，出现咳喘、心悸、水肿、唇青、舌紫等表现。

本病以年老、久病、体弱者多见。其病理为本虚标实，以虚为主。急性发作期，往往由于虚中夹实，久则伤及脾肾之阳，更伤肺气，肺阳虚不能输布津液，聚而成痰，痰阻气机，血液运行不畅，导致瘀血阻肺，痰瘀相搏，内伏于肺，偶受风寒之邪侵袭而诱发。肺心病急性发作时阳气虚弱，寒痰瘀阻，损及心阳，心阳不能温运血脉，出现心血瘀阻，临床表现为咳嗽，胸闷，心悸，气喘，甚则喘不能平卧，畏寒，口唇暗，肢体浮肿等。余从临证实际出发，鉴于上述发病的病理，标本症状各异，错综交杂的病情变化，常以生脉散合麻杏石甘汤为基础加减治疗（方药组成：党参 20g，白术 12g，麦冬 12g，五味子 10g，丹参 20g，制附子 10g，麻黄 10g，杏仁 10g，生石膏 30g，地龙 15g，炒葶苈子 15g，甘草 12g，炒苏子 15g，炒莱菔子 12g，炙桑白皮 12g），具有益气温阳、强心平喘之功。若心衰、唇甲发绀者，加赤芍、桃仁，重用葶苈子；若阳虚水泛见颜面及肢体浮肿，加炒白芍、防己、茯苓皮；若肺气耗散，心阳欲脱，加红参、南沙参，制附子量加重；若吐痰色白、清稀者，加细辛、生姜；若咳痰不利者，加冬瓜子、全瓜蒌、桑白皮；若吐痰黄稠、腥臭者，加黄芩、鱼腥草、芦根、生薏苡仁、桔梗等。

四、咳嗽的辨治用药

1. 风寒袭肺（风寒感冒咳嗽）常用荆芥、防风、炒枳壳、杏仁、前胡、桔梗、紫菀、款冬花解表宣肺，祛痰止咳，配生姜、大枣调和营卫，疗效尤佳。

2. 风热犯肺，症见咳痰黄稠，咳而不爽，多因痰热壅肺，肺失肃降。治以疏风清热，宣肺化痰止咳。药如桑叶、黄芩、杏仁、前胡、桔梗、炒枳壳、全瓜蒌、连翘、地龙、桑白皮、甘草等。若见咽痛、身热者，加板蓝根、生石膏、知母、川贝母以清热化痰，每获良效。

3.若风寒束表，入里化热，形成外寒里热，热饮壅肺，肺失宣降，症见咳嗽，胸闷，气喘发热，口渴或不渴，有汗或无汗，苔黄少腻，脉滑数。治以宣肺降逆，清热化痰平喘。方药选用麻杏石甘汤加枳壳、炒苏子、炒莱菔子、紫菀、款冬花等；若咳嗽痰盛，喘满腹胀者，用三子养亲汤降气豁痰，消胀定喘。

4.肺失宣降，水饮内停，又因风寒外束，肺气郁而不宣，肺气上逆，遂生喘咳、咳痰稀薄等症，治以解表化饮，止咳平喘。常用小青龙汤加枳壳、炒苏子、炒莱菔子、丹参、地龙、生姜、大枣等。加苏子、莱菔子、枳壳可降气止咳；丹参活血解痉，以达平喘之效；地龙能扩张支气管平滑肌，缓解痉挛，故有良好的平喘效果；生姜、大枣祛痰和胃，调和营卫，增强解表化饮之效。

5.喉源性咳嗽，多因感受风寒或风热之邪未能及时治疗，其邪不解而留恋咽喉，肺气不利，肺失宣降，郁而化火化燥，喉失液濡，形成喉痒、干咳、遇风邪或异味刺激咽喉即咳，进而形成咽炎、咳嗽，持续10天或半个月，甚则几个月缠绵不解。余常以玉屏风散加桔梗、当归、瓜蒌、炒牛蒡子、金银花、连翘、甘草等。玉屏风散益气固表，扶正祛邪；余药具宣肺清热、化痰利咽之功，其中当归具有调节气血、调节运化功能等作用。若久咳不愈，痰盛咳剧，加三子养亲汤、地龙、厚朴以降气祛瘀止咳。至于咳嗽呈阵发性、咯痰，常治以祛风热解痉止咳，药选桑叶、黄芩、百部、防风、僵蚕、蝉蜕、枳壳、地龙、全蝎、蜈蚣等，止咳效佳。另用全蝎、蜈蚣各等份共为细末吞服，每次3g，日服2次，治疗百日咳可获捷效。

五、中风后遗症的辨治用药

1. 气虚血滞，脉络瘀阻

主症：语言謇涩，一侧肢体瘫软无力，或肢体沉重麻木。舌质暗淡，苔薄白而腻或滑腻，脉沉细而滑。

治法：益气活血通络。

方药：益气活血复原汤（自拟方）。

党参10g，黄芪30g，当归12g，石菖蒲9g，桂枝10g，丹参20g，赤

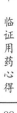

芍 12g，川芎 15g，川牛膝 12g，地龙 12g，鸡血藤 30g，焦山楂 10g，炙甘草 8g。

加减：上肢无力者，重用黄芪 30～40g，加羌活、防风、桑枝、秦艽等祛风胜湿，活血通络；下肢无力、沉重肿胀或兼麻木者，系痰湿阻络，加独活、桑寄生、苍术、黄柏、薏苡仁、丝瓜络、全蝎、白芥子等补肾化湿，活血通络。若腰膝、肢体疼痛者，可加乳香、没药、土鳖虫等活血祛瘀止痛，多获佳效。

2. 风痰阻络，络脉瘀阻

主症：语言謇涩，口角流涎，或口眼歪斜，肢体麻木等。

治法：豁痰醒脑开窍，活血通络。

方药：天麻 10g，钩藤 10g，生白芍 10g，丹参 20g，石菖蒲 10g，夏枯草 12g，胆南星 9g，天竺黄 10g，郁金 10g，地龙 12g，全蝎 10g，土鳖虫 8g。

3. 肝郁化火，风痰内扰

主症：口眼歪斜，舌强语言不利，痰多，半身不遂，大便秘结，舌质暗红，苔薄黄而腻。

治法：化痰祛瘀，通腑醒脑。

方药：活血涤痰承气汤（自拟方）。

丹参 20g，赤芍 12g，郁金 12g，石菖蒲 9g，胆南星 9g，天竺黄 9g，全瓜蒌 12g，大黄 6g，芒硝 6g，枳实 12g，丝瓜络 20g。

该方使腑气通畅，气血得活，浊邪不得上扰清窍。注意芒硝的用量，一般 10～15g 为宜，应以大便通泻、涤除痰热积滞为度，过量则有伤正之弊。

六、血管性痴呆的辨治用药

血管性痴呆，多继发于中风，或与中风后遗症相伴而生，与人到老年，五脏虚衰，尤其肝肾亏虚，精血不足，髓海空虚，神明失用有密切关系。因肝肾阴亏，心肾失交，水火不济，灼伤心阴而心血不足，心血失养，虚阳上扰，神明不敛，易生呆证；或脾气虚，生化不足，不能上荣于脑髓脉络；或脏气虚衰，衰则易于气滞，导致血瘀，气滞亦可壅聚水液为痰，痰气瘀血郁结，影响五脏、脑府功能，从而形成本病虚实夹杂之证。

1. 早期多表现为头晕，头痛，失眠，神疲乏力，记忆力和注意力、计算力、定向力呈进行性减退等。老年人多为脾肾亏虚，故余常以益气健脾补肾为主，方用归脾汤酌加何首乌、山茱萸、山药、枸杞子、益智仁、菟丝子等补肾健脑之品。若见失眠者，加夜交藤、柏子仁、百合等宁心安神之类。

2. 气虚痰瘀证：表现为表情呆滞，头晕，健忘，口角流涎，步履艰难，终日寡言少语，哭笑无常，言不达语，畏寒肢冷，食少纳呆，舌质暗淡，舌体胖大淡白或滑腻，脉沉细而滑。治以益气活血，化痰醒脑开窍。方选自拟方益气活血健脑益智汤（太子参12g，黄芪30g，丹参20g，赤芍12g，当归12g，川芎15g，石菖蒲9g，胆南星9g，土鳖虫8g，天麻10g，山茱萸25g，菟丝子30g，葛根20g，桑寄生20g，川牛膝12g，鸡血藤30g，地龙12g，甘草6g）。若遗尿者，去葛根、桑寄生、天麻、地龙，加覆盆子、益智仁、乌药、桑螵蛸、五味子等固肾缩尿之品。

3. 心肾失交证：表现为头晕目眩，记忆力显著减退，失眠健忘，心烦不宁，心悸气短，患肢酸软无力，或足跟痛，舌淡红，苔薄白，脉弦细。治以交通心肾，醒脑开窍，安神宁智。方用百合地黄汤（百合、生地黄）合养阴镇静丸加减（当归、麦冬、五味子、夜交藤、珍珠母、朱砂），酌加酸枣仁、茯神、远志、枸杞子、磁石等养心安神镇静之品。

4. 髓海不足兼夹痰瘀证：表现为神情淡漠，反应迟钝，头晕，耳鸣，善忘善怒，寡言少语，双目晦暗，智力明显下降，步履困难，舌质暗或紫斑，苔薄白，脉弦细。治以补肾填精，祛痰化瘀，健脑益智。方选自拟方健脑益智汤（丸）（何首乌15g，肉苁蓉12g，枸杞子12g，山茱萸25g，茯神20g，远志9g，石菖蒲9g，益智仁12g，僵蚕10g，胆南星9g，黄芪30g，地龙12g，水蛭10g，川芎15g，赤芍12g，郁金12g，巴戟天12g，丹参20g）。

七、面瘫（面神经炎）的辨治用药

面瘫的主要临床表现为突然出现口眼歪斜，眼睑闭合不全，口角漏食、流水、流涎等。

1. 寒邪阻络

主症：突然出现口眼歪斜，眼睑闭合不全，流泪，患侧面部发紧，头面部无汗，舌淡苔薄白，脉浮紧。

治法：祛风散寒，活血通络。

方药：麻黄、羌活、防风、当归、川芎、僵蚕、全蝎、桂枝、白芍、甘草、大枣、生姜。

2. 风热阻络

主症：突然出现口眼歪斜，眼睑闭合不全，伴口苦咽干，舌红苔薄黄，脉滑数。

治法：祛风清热，活血通络。

方药：天麻、川芎、赤芍、夏枯草、地龙、生地黄、黄芩、连翘、全蝎、僵蚕、葛根、红花、甘草。若头痛加荷叶、升麻、蔓荆子，具有升散风热、活血通络之效。

3. 风痰阻络

主症：突发口眼歪斜，面部抽搐，患侧面部麻木胀感，头部昏沉，舌胖大，苔白腻，脉弦细而滑。

治法：祛风化痰，通络止痉。

方药：牵正散（《杨氏家藏方》）合玉真散（《外科正宗》）加减（丹参、赤芍、天麻、防风、白芷、僵蚕、全蝎、胆南星、白附子、白芥子、丝瓜络、甘草）。若抽搐重者，加蜈蚣、蝉蜕、地龙等祛风活血解痉之品；若久病难愈，加当归、何首乌、白芍、白蒺藜等养血除风之品则效佳。

八、痹证的辨治用药

痹证多由于正气不足，营卫先虚，腠理不密，风寒湿邪乘虚内袭，正气为邪所阻，不能宣行，因而留滞，气血凝滞，久而成痹。因此，治疗理当先行扶正，同时也要分辨气血虚弱、营卫不固、肝肾亏虚、阴虚、阳虚之别。因痹证的病机特点为"闭而不通"，因此补益中应注意调、宣、通、行，使营卫调和，气血流畅，免生壅塞之弊。在祛邪方面，由于受风邪、寒邪、湿邪、热邪，以及病邪相互夹杂、相互转化的特点影响，病邪性质不同，其临床表现各异，故在辨证治疗时，必须视其病情，辨证准确，立法圆机，遣方用药，方可取得满意疗效。

1. 肩臂痛（肩周炎）。肩臂疼痛多由于素体虚弱，营卫失调，腠理空虚，风寒之邪侵入，留注经络，以致出现肩臂肌肉、筋骨重着酸楚疼痛，屈伸不利等症。治当益气和营，温经通痹。方用黄芪桂枝五物汤（《金匮要略》：黄芪、桂枝、芍药、生姜、大枣）加味。偏于风湿阻络疼痛者，加羌活、防风、白芍、桑枝、姜黄、当归、川芎等，以祛风胜湿，活血止痛；若重着酸痛、麻木者，加苍术、黄柏、薏苡仁、全蝎、白芥子、丝瓜络等化湿活血通络之品；若日久难愈，久痛多瘀者，酌加制乳香、制没药活血祛瘀止痛。

2. 痹证见腰膝疼痛、下肢酸痛无力、怕风、遇风寒则疼痛加重，多由于肝肾亏虚，风寒湿邪侵袭而成。治以补益气血，滋补肝肾，祛风湿，散寒通络止痛。方用独活寄生汤（《备急千金要方》：独活、秦艽、防风、白芍、茯苓、当归、牛膝、桑寄生、地黄、杜仲、川芎、人参、细辛、桂心、甘草）加减治之。若偏于湿邪，下肢酸沉麻木者，加苍术、黄柏、薏苡仁、木瓜、丝瓜络、全蝎、牡蛎等化湿通络、止痹痛；偏于湿邪凝滞，下肢关节冷痛者，加制何首乌、制草乌、乌梢蛇、麻黄、制附子等温经散寒止痛。若痹痛迁延，日久不愈，正虚邪恋，则久痛入络。络者主血，血伤则燥则瘀，津困为痰为饮，形成痰瘀相结，阻塞经络，故而痹痛。症见关节疼痛，时轻时重，甚则强直畸形，屈伸不利，舌暗苔腻，脉沉细而滑。治以化痰祛瘀，搜风通络，药用制乳香、制没药、穿山甲、土鳖虫、蜈蚣活血化瘀通络，还可酌加白芥子、胆南星、牡蛎祛痰散结通络。

临床上许多疾病的医理是相通的，如中风后遗症与痹证治疗，多有相通之处，特别虫类药物的应用。中风后遗症，关节肿胀变形、疼痛麻木等，同样选用制乳香、制没药、全蝎、蜈蚣、土鳖虫、胆南星、白芥子、穿山甲等活血祛瘀、化痰通络之品，颇获良效。

3. 治疗"风湿热"病，属中医学"热痹"范畴，临床上根据病情不同阶段，用药亦不相同，分为三期治疗。急性期：可见肢体关节疼痛，低热，体温 37.5～37.8℃，痛处焮红灼热，肿胀疼痛剧烈，关节灼热。治以清热解毒，化湿通络。药用丝瓜络、忍冬藤、生石膏、滑石、金银花、连翘、知母、桂枝、桑枝、生地黄、木通、制乳香、制没药、蚕沙、寒水石、甘草等。缓解期：灼热疼痛减轻，四肢无力。治以益气养血，补肾化湿通络。药用太子参、生黄芪、当归、赤芍、丝瓜络、忍冬藤、川牛膝、菟丝子、桑寄生、甘草等。恢复期：发热疼痛消失，部分患者遗有脚后跟疼痛，治以补肾活血通络。药用生黄芪、熟地黄、山药、牡丹皮、川牛膝、木瓜、丝瓜络、枸杞子、鸡血藤、甘草等。依次辨证，每获殊效。

九、郁证的辨证用药

郁证是气机不畅，结聚而不得发越所致的一类病症，多因情志不舒，气郁不伸，进而导致气滞血瘀、痰壅、食积、湿郁、火逆，以及脏腑失调而引发，即"气血中和，万病不生，一有怫郁，诸病生焉"。因此，本病在治疗上主要是以调理气机的方法为主，通过调理脏腑功能，使疾病痊愈。

1. 疏肝解郁法。胁居两侧，为肝胆之分野，肝主疏泄，性喜条达而恶抑郁，若因情志不舒，疏泄不利，可出现胸胁疼痛，胸闷喜叹息，或乳房胀痛等。常用药物如柴胡、生白芍、薄荷、制香附、郁金、川楝子、路路通等。

2. 宽胸理气法。胸居上焦，内藏心肺，心主血脉，与气的功能密切相关。血属阴，赖阳气运行，气行血亦行，气滞血亦凝，血随气行，气为血帅，胸中阳气不振，气血运行失调，血脉痹阻。常用药物如丹参、薤白、瓜蒌、郁金、檀香、川芎、香附等宽胸理气、化痰解郁之品。

3. 消积和胃法。由于气机不利，食滞不消而引起脘腹饱胀，嗳气酸腐，不欲饮食，大便不调等。方药选用食郁汤（《杂病源流犀烛》：苍术、厚朴、陈皮、川芎、神曲、枳壳、栀子、香附、砂仁、炙甘草）。全方具理气开郁、消食化积之效。或用保和丸（《丹溪心法》：山楂、神曲、半夏、茯苓、陈皮、连翘、莱菔子），具有消积和胃、清热利湿之功。

4. 疏气解郁、消食燥湿、清热法，适用于六郁，即气、血、痰、火、湿、食所致的胸脘痞满，或胀痛，吞酸呕吐，饮食不消，头昏胀痛等。方选越鞠丸（《丹溪心法》：香附、苍术、川芎、神曲、栀子）。在临床应用时，还要根据病情灵活变通，气郁偏重者，酌加柴胡、薄荷、郁金、檀香等；湿郁偏重者，酌加厚朴、藿香、生薏苡仁、白豆蔻等；痰郁偏重者，酌加胆南星、半夏、瓜蒌、海浮石等；热郁偏重者，酌加黄芩、青黛、牡丹皮等；血郁偏重者，酌加桃仁、红花、丹参、赤芍等；食郁偏重者，酌加山楂、麦芽、莱菔子等。朱丹溪《金匮钩玄》云："凡郁皆在中焦，以苍术、川芎开提其气以升之。假如食气在上，提其气则食自降。

余皆仿此。"

十、其他老年病辨治用药经验

老年疾病，证情复杂，治疗用药颇难，因此，临证掌握辨治用药规律至关重要。笔者治疗老年眩晕、小便失禁、慢性水肿、失眠、痴呆等病，经过辨证用药，疗效显著。

1. 眩晕

由于年高体弱，肾精匮乏，髓海空虚，则脑转耳鸣、耳聋失聪，或水不涵木，肝阳上亢，虚风上旋，发为眩晕。治当遵循"病在上，取之下"和"精不足者，补之以味"的原则。症见头晕目眩，耳鸣耳聋，腰膝酸软，少寐多梦，舌嫩红苔少，脉弦细而数。治以滋水涵木、育阴潜阳为主。药用熟地黄、生地黄、枸杞子、何首乌、菟丝子、女贞子、桑寄生、桑椹等，以滋阴补肾，填精充髓。若肝阳上亢，血压偏高者，药用生白芍、天麻、钩藤、石决明、夏枯草、槐花、代赭石、决明子、生龙骨、生牡蛎、珍珠母等，以育阴平肝潜阳。若脑动脉硬化，多由于痰浊瘀血阻滞，气血阻痹，以致精血亏乏，大脑供血不足，脑失所养而眩晕。治之应在补肾的同时，酌情选用当归、赤芍、丹参、川芎、地龙、水蛭、土鳖虫、山楂、胆南星、枳实、半夏、陈皮等祛瘀化痰、活血通络之品，以改善脑部血液循环。余曾用著名中医家邓铁涛先生推荐的"防眩汤"（党参、半夏、天麻各9g，当归、白芍、熟地黄各30g，川芎、山茱萸各15g，陈皮3g）治疗老年虚证的眩晕，亦收到良好效果。

2. 小便失禁

小便失禁多由于先天不足，禀赋素弱，或房劳伤肾及年高肾气虚弱所致。肺、脾、肾三脏俱虚为发病的主要原因，上则治节无权不能制其下，中则脾之转输功能障碍，下则闭藏失司，水不能蓄，故而发病，其中肾虚为其主要机制。症见小便不能自禁，头晕梦多，夜间尿频，神疲乏力，舌淡，脉细弱。治以益气固肾缩泉为主。以党参、黄芪、白术、山药、升麻、甘草等益气健脾；以熟地黄、山茱萸、何首乌、枸杞子、覆盆子、五味子、益智仁等补肾缩尿；用金樱子、龙骨、牡蛎等固涩缩泉；酌加肉桂、附子、淫羊藿、紫河车以增强益气补精、温阳固肾之功。

3. 慢性水肿

老年人病程迁延，正气虚弱，肺脾肾皆虚，易发水肿，反复发作，时轻时重。如肺气虚，不能通调水道，下输膀胱而发生小便不利；脾虚中焦运化失司，气不化水而致水湿泛滥；肾气虚弱，肾阳衰微，膀胱气化不利，水湿潴留，泛溢肌肤发为水肿。正如《诸病源候论》所云："肾虚则水气流溢，散于皮肤，故令全身浮肿。"老年发病日久，往往累及脾肾而出现水肿，症见颜面及四肢浮肿，反复不愈，以下肢尤甚，按之凹陷不起，神疲肢冷，舌淡嫩，苔滑腻，脉沉细。因此，治疗慢性水肿，应以健脾补肾利水为主。药用党参、白术、黄芪、山药、升麻、大枣、甘草益气健脾；以熟地黄、山茱萸、补骨脂、牛膝、桂枝、淫羊藿、肉桂、附子补肾温阳行水；更以防己、茯苓皮、生薏苡仁、泽泻、车前子、冬瓜皮、玉米须、益母草、泽兰利水消肿。斟酌病情亦可选用中成药，如补中益气丸、金匮肾气丸等缓图，以资巩固。

4. 失眠（阴虚血亏）

老年气血虚衰，阴虚血亏，不能上济于心。心火盛则神动，上扰心舍，阴不足于下，神不安于上，故失眠。症见心烦失眠，口干，记忆力减退，舌红苔少，脉细稍数。治以滋阴清热，宁心安神。自拟安神定志汤治之。方中北沙参、麦冬、生地黄、百合、石斛滋阴清热；白芍、酸枣仁、夜交藤、丹参、茯神、远志、琥珀、甘草养血宁心安神。若易惊易醒，加龙齿、磁石、紫石英以镇静安神定志。

5. 痴呆（脑肾不足）

肾藏精，精生髓，脑为髓海。脑又为元神之府，主宰人的"灵机、记性"等智能活动。由于老年人精气亏虚，精血不足，髓海空虚，脑失濡养，故出现智能衰退，发为痴呆。症见头晕耳鸣，肢体倦怠，懒言思卧，神情呆滞，智能下降，记忆力减退，判断能力差，定向力障碍，舌淡红，脉沉细尺弱。治以滋肾填精，醒脑开窍。方用自拟补肾健脑益智汤（制何首乌、生地黄、熟地黄、山茱萸、黄精、石菖蒲、枸杞子、紫河车、远志、酸枣仁、龙眼肉、茯神、山药、益智仁）。方中制何首乌、生地黄、熟地黄、山茱萸、枸杞子、山药补肾填精，紫河车、远志、酸枣仁、茯神、龙眼肉、益智仁养心健脑益智。

第六章　倡导养生理念，提高健康水平

健康是人类全面发展的基础，关系千家万户的幸福。随着人们生活水平不断提高，在提高物质、文化水平的同时，健康长寿已成为人类最大需求。拥有健康体魄，是人们参加社会生产、推动社会进步的前提条件。提高健康素养，提高健康水平，对社会和谐发展具有重大意义。

人的生、老、衰、病、死是自然规律，是不可抗拒的，但提高生命质量、延缓衰老的进程是可行的。要提高生命质量，健康是第一位。一个健康的人是最幸福的。真正的健康，不单指躯体的健康，还包括内涵、道德、精神、行为、修养等的统一协调。现代生活方式的变化，如工作节奏加快、精神压力增大、自然环境的改变等因素对健康带来不利影响，如心脑血管疾病、代谢性疾病、癌症、呼吸道疾病等慢性非传染性疾病的发病率呈较快增长态势，严重威胁着人们的健康。如何促使身体、心理和精神保持较好的状态，不断提高健康水平，成为人们日益关注的热点话题。

国家卫生健康委员会保健局积极探索健康体检与健康教育、健康管理密切结合的方法和途径，普及正确的健康知识和理念，是健康教育、健康管理的有效手段，从而树立健康观念，形成健康行为，改善生命质量。

维护健康的重要方法即是养生。养生是保养、呵护生命的意思。养生的原则是协调阴阳，保阳益阴，坚固五脏，脾胃为本，畅通经络，调和气血，保持人体内外平衡。养生体现了中医学"治未病""防患于未然"的思想，重在整体性和系统性，根本目的不仅在于使人体内部阴阳协调，更应使人与天地阴阳协调。

养生贯穿于生活的方方面面。我常对患者说，吃得好，迈得动，睡得香，想得开，这是总结的饮食、运动、情志等方面的养生大方向。顺应四季，饮食得当，运动适宜，睡眠安稳，情志调畅，身心处于良好的状态，自然能避免疾病的侵害，从而获得健康。当人们能够远离病痛，自然就能延缓衰老，延长寿命，提高生活质量。

一、四季养生

人体处于自然界中，一年四季气候轮换，春温、夏热、秋凉、冬寒。自然状况改变之下，人们的生理状况也会受影响。《易·系辞》中说："变通莫大乎四时。"四时阴阳的变化规律，直接影响万物的荣枯生死。人们如果能顺从天气的变化，就能保全"生气"，延年益寿，否则就会生病或夭折。所以，《素问·四气调神大论》说："夫四时阴阳者，万物之根本也。所以圣人春夏养阳，秋冬养阴，以从其根，故与万物沉浮于生长之门。逆其根，则伐其本，坏其真矣。故阴阳四时者，万物之终始也，死生之本也。逆之则灾害生，从之则苛疾不起，是谓得道。"我们要遵循自然界气候变化的规律，顺应四季转换，调适情志，合理安排饮食、生活起居，积极锻炼运动，注意劳逸结合，因时养生。这样能够不受自然界六淫邪气的侵犯，延长寿命。

1. 春季养生

春季，大地冰雪消融，自然界万物萌生，是一年之中最美好的季节。阳气向上升发，万物生机勃勃，此时人体的阳气也顺应自然，向上向外舒发。中医学认为，"春应在肝"，养阳之中重在养肝，因肝在五行中属木，与春相应，主升发，喜条达，恶抑郁。所以，在春季，人的新陈代谢日趋旺盛，肝脏机能活动也最为旺盛。春天的养生原则就是必须掌握春令之气升发舒畅的特点，注意肝脏的保养，保持体内阳气，使之充沛，不断旺盛起来。如果肝脏机能正常，就可以适应春季的变化而健康无病；反之，就会出现由于肝脏功能失调而引起的一些病症。

要想让肝气顺应春天自然之气，首要一条是调摄情志。人有喜、怒、忧、思、悲、恐、惊七种不同的情志变化，正常情况下，七情是不会致病的，但如果思虑过度、忧愁不解、生气恚怒等，就会使体内气机升降失常，脏腑机能紊乱，影响肝的疏泄和阳气的升发，导致疾病丛生。据统计，春季精神病发病率高于其他季节，素有肝病或高血压的人往往加重。因此，春季阳光明媚，风和日丽，尤应重视精神调摄，保持心情舒畅、心胸开阔、情绪乐观，戒郁怒以养性；也可以在假日去踏青问柳，游山戏水，陶冶性情，以使肝气顺达、气血调畅，达到防病保健、祛病强身之目的。

　　起居方面亦应重视。春天是新陈代谢最为活跃的时期，人们的生活规律在此季节也会发生很大的变化。在这个时候要特别做到起居劳作顺应春天阳气生发的特点，使精神、气血也能像春天的气候那样，舒展畅达、生机勃发。平时宜早睡早起，保持每天有一定的睡眠时间。白天进行适度的户外活动，接触阳光。午饭半小时后，应抓紧时间适当小憩，以 30～40 分钟为宜。要注意室内空气适当流通和温度调节，始终保持室内空气清新。卧室宜干勿潮，被褥勤晒，以杀菌除湿。睡前可用温水洗脚，并用双手按摩双足，尤其是涌泉穴，能使全身暖和、舒适，睡眠更安稳。同时，需注意衣物适宜。春天多风，乍暖还寒，昼夜温差大，气候忽冷忽热，老人抵抗力差，必须根据天气变化及本人的体质条件及时增减衣服，防风御寒。特别是患有心脑血管病、糖尿病的中老年人，更应注意根据气候变化调整衣着，以防中风、急性心肌梗死的发生。

　　春天也是锻炼身体的最佳季节。《黄帝内经》指出了春季养生的方法："春三月，此谓发陈，天地俱生，万物以荣。夜卧早起，广步于庭，被发缓形，以使志生。"一年之计在于春。春天空气清新，这种环境最有利于吐故纳新，充养脏腑。春天多锻炼，会增强免疫力与抗病能力，一年之中少患流感等各种疾病，且令人思维敏捷，不易疲劳。每个人可根据自身体质，选择适宜的锻炼项目，如打太极拳、散步、慢跑、放风筝、春游踏青等，沐浴在春光之中，身心融入大自然，最大限度地汲取大自然的活力，对身体健康十分有利。

　　饮食调养方面，春天新陈代谢旺盛，饮食宜甘而温，富含营养，结构均衡，而不过于油腻。日常可以多吃些瘦肉、禽蛋、鱼类、豆类等含优质蛋白的食品，以及各种黄绿色蔬菜。避免吃肥肉和喝酒太多，以免生痰。春天气候冷暖不一，需要保养阳气，不可过早贪吃冷饮等食品，以免伤胃损阳。宜多吃能温补阳气的食物。葱、蒜、韭是养阳的佳蔬良药，尤其是韭菜性温，最宜人体阳气，以春天食用最好。但也不宜多进大辛大热之品，如参、茸、附子、烈酒等，以免助热生火。还应多吃些新鲜蔬菜和野菜，如春笋、菠菜、韭菜、香椿、荠菜、柳芽等，以利体内积热的散发。此外，春季宜少食酸、多食甜。唐代著名医学家孙思邈说："春日宜省酸增甘，以养脾气。"

2. 夏季养生

夏季昼长夜短，暑气灼人。人体新陈代谢也最为旺盛，气血趋向体表，血液循环加快，心脏的负担较重，故夏季必须保持心脏机能旺盛。

情志方面，夏季气候炎热，火热之气旺盛，易使人急躁不安，因此宜防躁戒怒，清静养神。在精神、心理等方面，应避免激动，戒躁戒怒，静其心、安其神，使情绪保持乐观、稳定，神清气和，胸怀宽阔，精神饱满。对外界事物要有浓厚兴趣，培养乐观外向的性格，以利于气机的通泄。

夏季应生活规律，起居有常。宜"夜卧早起，无厌于日"。清晨要早起一些，多吸入新鲜空气。夏日炎热，人易疲劳，睡眠不足，精神不振，除保证夜间睡眠以外，午睡必不可少，但时间不宜过长，一般以1小时内为宜。晚上不可贪凉而在阴凉处久卧、久睡，避免外邪侵害人体，引起头痛头晕、腹痛腹泻、关节酸痛、中风、面神经麻痹等。劳动或运动量不宜过大，特别要避免在上午10时后和下午4时前气温高时在烈日下活动。室外锻炼宜在清晨和傍晚气温稍降低时进行。注意在烈日下工作时间不要过长，并宜多喝水。

夏季的锻炼方法与春季不同。中医学认为，人体阳气在夏天最易向外发泄。而暑天炎热的气候也往往使人烦闷、焦躁。因此，这时的健身应以避暑热而从清爽为主。自然景区旅游、游泳等，是暑天的有益活动。置身于自然之中，精神轻松愉快，既能避暑消夏，又可锻炼身体。

夏季应科学合理地调摄饮食，三餐规律，定时定量。夏季胃肠消化力较弱，饮食应以洁净、健脾、消暑、化津、清淡富营养为主，如多吃些绿豆、豆腐、鲫鱼、南瓜和苦瓜等食品，以及新鲜的瓜果，不吃难以消化、过于肥腻及辛辣刺激的食物，以便减轻肠胃的负担。宜少食或不食冷饮。各类冷饮虽可解热，但不宜多用，以免引起肠胃功能失调。如冰汽水、雪糕等易损伤脾胃，对胃肠黏膜都会产生不良刺激，可使胃肠血液循环减慢，肠蠕动变弱，甚至出现痉挛现象，有消化道疾病的人，尤应注意。此外，夏季食物易于腐败变质，故必须注意饮食、饮水卫生，严防"病从口入"。夏季阳热蒸腾，汗出较多，要多补充水分，可适当饮用清凉饮料，如茶叶、绿豆汤、乌梅汤等，温度以10℃为宜，除能补充水分外，还有轻度兴奋作用，有助于解除疲劳，增进食欲。

3. 秋季养生

秋季天凉风劲，地气清肃，由热转凉，万物变色，一切生物的新陈代谢机能亦开始由旺盛而转为低潮。人们宜早睡早起，使意志安逸宁静，这样收敛神气，使肺气不受秋燥的损害，从而保持肺的清肃功能。

精神上，秋季要减少思虑，安定情绪，减缓秋季肃杀之气对人体的不良影响。肺在志为忧，悲忧易伤肺。秋风起，草枯叶落、花木凋零，常会使人触景生情，易引起心中的凄凉，特别是老年人易引起垂暮之感，回忆旧事，而致情志疾病。为此宜保持乐观的情绪，使神志安宁，以适应秋季容平之气。老年人白天宜以平素兴趣所好，随意玩乐，登高赏景，转移注意力，自释精神负担。

秋天的气候与许多疾病的暴发关系密切。由于秋季气候多变，寒暖不定，往往让人不易适应，外邪乘虚而入，使人致病。起居上宜早睡早起，以敛神气，安定神志。睡眠的时间稍稍延长，以免受凋零、冷落之气的影响。早秋时分不宜过早地增添衣服，以便使机体逐渐适应寒冷气候，增强御寒抗病的能力，有利于预防冬季感冒。如时至深秋，气候很凉，就要应时增衣，不可过度受冻，一旦超过人体耐受程度，不但不能产生抗病能力，反而会使人体体温调节紊乱而招致疾病。

秋令时节坚持锻炼，不仅可以调养肺气，提高肺脏器官的功能，而且有利于增强各组织器官的免疫功能和身体对外部寒冷刺激的抵御能力。然而，由于秋季早晚温差大，要想收到良好的健身效果，必须注意以下几点：一防受凉感冒；二防运动损伤，每次运动前一定要注意做好充分的准备活动；三防运动过度，秋天因人体阴精阳气正处在收敛内养阶段，故运动量不宜过大，以防出汗过多，阳气耗损。

饮食方面宜防秋燥。秋季空气干燥凉爽，食养应以调养肺气为主，应少食葱、姜、蒜、椒、烈酒等辛辣香燥之品，以滋补润肺、防燥护阴类食物、补品为宜，如芝麻、糯米、蜂蜜、甘蔗、梨、橄榄、银耳、燕窝、龟肉、海参、百合、山药、西洋参等。这些食物与其他有益食物或中药配伍，则功效更佳。应慎食瓜类水果，脾胃虚寒者尤应禁忌，以避免损伤脾阳，不能运化水湿，发生腹泻、下痢、便溏等急慢性胃肠道疾病。可适当多食些酸味果蔬。《黄帝内经》指出："肺欲收，急食酸以收之，用酸补之，辛泻之。"即用酸味药食的收敛之性起到补益肺气和益肝的作用；用辛味药食的发散之性宣泄肺气，防止肺气壅滞不畅，但也不宜过度散发肺气。

4. 冬季养生

冬季天寒地冷，草木凋零，万物闭藏，人体新陈代谢相对缓慢。根据中医学理论，冬季养生要顺应体内阳气的潜藏，避寒就温，以敛阴护阳为原则，不要烦扰自身潜伏的阳气。

因冬季室内活动居多，冬季的精神调养，可根据每个人的具体情况、兴趣爱好自行选择，如诗词歌赋欣赏、琴棋书画、花木鸟鱼、古物收藏，逐步培养兴趣爱好，使精神有所寄托，自以为乐，陶冶情操，消除忧虑和烦恼，从而使情志安然恬静，养精蓄锐，以迎接来年春气之升发。

冬季严寒，起居方面要防寒、防风，注意保持室内温度。宜早卧晚起，日出方作，日落而息，以避寒威。对于老年人和体质虚弱的人，要让衣服和暖贴身，使气血流通，四肢舒畅。避免严寒，保持温暖。也不要使皮肤开泄出汗，而致闭藏的阳气受到影响。同时，生活要有规律，保证充足的睡眠。尤其老年人气血衰少，真阳不足，生理功能减退，对外界环境变化的适应能力差，最忌寒冷的刺激，故在冬日要随时注意保暖防病，根据气候变化增减衣服，不要暴寒暴暖，尤其要注意预防感冒，因老年人患外感后抵抗力降低，容易发生并发症，并可加重哮喘、慢性支气管炎、高血压病等慢性心肺疾病，影响身体健康。

冬季锻炼应根据自身情况，适当安排。注意必待日光，再行体育锻炼，以室内活动为主。可安排一定时间的户外活动，如日光浴、散步等。其他健身运动应注意强度。可选择按摩健身：用热手摩面，然后依次摩耳根、耳轮、鼻旁、眼周，并用指梳发、摩头皮，按摩次数以发热为度；接着可进行全身干沐浴，从颈胸部直摩至脚心，可分段进行。

饮食方面，冬季宜热食，但燥热之物不要过食，不要急饮热汤。要多吃营养丰富的食物，羊肉是冬季食补佳品。冬季进食方法，提倡晨起服热粥，晚餐节咸，食后摩腹、缓行。对于老年人及体弱的人，饮食宜温热、熟软，忌黏、硬、生、冷，不过食。

二、情志养生

情志养生，就是在中医学"天人相应"整体观念的指导下，通过怡养心神、调摄情志等方法，保护和增强人的心理健康，使人体达到形神高度统一的状态，提高健康水平。人们已经逐渐认识到，健康不仅仅是没有疾病和虚弱现象，而且还要有良好的精神状态和社会的适应能力。情志养生，不仅直接涉及健康、寿命，还影响到人们的生活。但是当代社会中，由精神因素引起的心身疾患已是普遍存在的多发病和流行病；而且，长期以来，对精神心理卫生重视不够，因此，必须重视精神心理卫生的研究和运用。

情志又称情感，是人在接触和认识客观事物时，精神心理活动的综合反映。七情六欲，人皆有之，在一般情况下，属于正常的精神生理现象。这是因为感情的表露乃人之常情，是本能的表现，而且各种情志活动都有抒发自己感情从而起着协调生理活动的作用。愤怒、悲伤、忧思、焦虑、恐惧等不良情绪压抑在心中而不能充分疏泄，便对健康有害，甚至会引起疾病。若能恰当而有目的、合理地使用感情，则有益于健康。但是，如果情志波动过于持久、过于剧烈，超越了常度，则将引起机体多种功能紊乱而导致疾病。此时，七情便成了致病因素。因此，情感对人体的损益效果，不单取决于情志本身，而同时取决于人们对感情的态度和使用感情的方式。精神心理保健是人体健康的一个重要环节，现代医学研究发现，一切对人体不利因素的影响中，最能使人短命夭亡的就是不良的情绪。人的精神状态正常，机体适应环境的能力及抵抗疾病的能力会增强，从而起到防病作用，患病之后，精神状态良好可加速康复，还可以利用心理活动规律治病。因此，在人的一生中重视精神养生是非常重要的。

中医学特别强调精神因素对健康的影响，提出了"形神合一""情志与内脏相关"等理论。这些理论不仅有效地指导着临床实践，也广泛应用于养生学中。

"形神合一"是中医学的生命观，又称"形与神俱"，即形体与精神的统一。所谓形，是指整个机体的外在表现，是物质基础；所谓神，是指精神意识、思维及生命活动的外在表现，是功能作用。形体健壮，必然精神饱满，生理功能正常；精神旺盛，又能促进形体健康。中医学认为，"神"是人体活动的主宰。早在《黄帝内经》时期就已经形成了较完整的理论体系。神明的产生分属于五脏，但总统于心。心统帅人体脏腑组织的功能活动，故喻为君主。"得神者昌，失神者亡"。实际上，中医学的"神"不仅主导着人体的精神活动，也主宰着人体的物质代谢、能量代谢、调节适应、卫外抗邪等为特征的脏腑功能活动。神明虽由精气而化生，但反过来又支配着精气的活动，这就是"神"与"形"的相互依存、相互影响、密不可分的整体辩证关系。所以一般认为，良好的精神状态可以增进人体健康长寿，不良的精神刺激可以使人致病，甚至死亡。张景岳在《类经》中指出："形者神之质，神者形之用；无形则神无以生，无神则形不可活。"因此，"形""神"是统一的，养生只有做到"形神俱在"，才能保持生命的健康长寿。

情志活动与五脏精气及其气化功能也是密切联系的。这种联系主要表现在五脏对感知觉的影响及其在情志发生过程中所起的作用等方面。人的感觉器官分属于五脏，不断接受五脏精气的灌注才能维持正常的感知觉。五脏精气不足或阴阳偏颇，则会影响到感觉器官，引起感知功能异常，从而影响情志活动。五脏生理功能正常则情志正常，反之则会出现情志过激、情志淡漠等异常现象。

为了保持思想活动的健康和防止内在情志刺激因素的产生，保养心神、调摄精神是养生保健的首要任务。

1. 清静养神

清静，是指精神情志保持淡泊宁静的状态。因神气清净而无杂念，可达到真气内存、心神平安的目的。早在春秋战国时期，我国古代的思想家老子和庄子便提出了"清静无为"的思想，极力主张人们尽量地保持心灵纯粹而不杂，始终如一地坚守静而不躁的思想情绪。凡事皆有根本，养心养神乃养生之根本，心神清明，则血气和平，有益健康。

为什么思想清静有益于健康呢？《黄帝内经》从医学角度提出了"恬淡虚无"的养生防病思想。《素问·上古天真论》云："虚邪贼风，避之有时；恬淡虚无，真气从之，精神内守，病安从来。"由于思想清静能够调畅精神，畅达情志，促进人体精、气、神的充盛内守，保持人体形神合一的生理状态，能够抵抗疾病，使疾病无所由生，便能够达到调养精神、强身延年的目的。思想的静躁，与精、气、神的盛衰和人体的寿夭有着密切的关系。因此，养生者在思想上必须注意保持清静不躁的状态。

清静养神的方法，首先是少私寡欲。少私，是指减少私心杂念；寡欲，是降低对名利和物质的嗜欲。老子《道德经》主张："见素抱朴，少私寡欲。"《素问·上古天真论》指出："是以志闲而少欲，心安而不惧，形劳而不倦，气从以顺，各从其欲，皆得所愿……所以能年皆度百岁而动作不衰……"因为私心太重，嗜欲不止，欲望太高太多，达不到目的，就会产生忧郁、幻想、失望、悲伤、苦闷等不良情绪，从而扰乱清静之神，使心神处于无休止的混乱之中，导致气机紊乱而发病。如果能减少私心、欲望，从实际情况出发，节制对私欲和名利的奢望，则可减轻不必要的思想负担，使人变得内心坦然，心情舒畅，从而促进身心健康。

其次，心神不用固然属静，但动而不妄动，用之不过，专而不乱，同样属于静。前人所提出的思想清静并不是将脑闲置不用。清代曹庭栋《老老恒言·燕居》说："静时固戒动，动而不妄动，亦静也。"指出脑力"用时戒杂，杂则分，分则劳。唯专则虽用不劳，志定神凝故也"。这在现在看来仍是一个很有科学道理的见解。

2. 精神乐观

精神乐观是人体健康长寿的重要因素之一，历代养生家都十分重视这一问题。古人说"乐而忘忧"，《素问·举痛论》亦说："喜则气和志达，荣卫通利。"乐观对人体生理的促进作用主要有两个方面：一是调养精神，摒除不利于人体的精神情志因素；二是流通营卫，和畅血气。精神条达，气血和畅，则生机旺盛，从而有益于身心健康。

保持精神乐观的方法，首先可以陶冶性情。在闲暇、业余时间，通过各种情趣高雅、动静相参的娱乐活动，怡养心志，舒畅情怀，可以克服禀赋、年龄及文化教育背景对情志活动的不良影响，进而陶冶人的性情，培养乐观的性格。陶冶性情方法有音乐欣赏、书法绘画、读书赋诗、种花养鸟、弈棋垂钓及交游览胜等。在诸多方法中，音乐欣赏及书法绘画对于陶冶情志最为有益。早在《黄帝内经》时代，我们的祖先就深刻了解音乐调节情志活动的特殊作用，并将音乐欣赏引入了医学领域。《灵枢·邪客》及《灵枢·五音五味》详细记载了五音、五律对人的情志活动及脏腑功能的影响，历代著名医家也大多精通音律。他们认为，音乐"可以通天地而合神明"，"音乐者，流通血脉，动荡精神，以和正心也"。

其次，善于解脱，即遇违乐之事，要善于自我解脱。若确有不良情感郁积胸中，也可通过向亲友倾诉、高歌或痛哭、自我情志引导等方法适当宣泄；也可采用情志相胜法，从人体脏腑、情志与五行配属的关系出发，根据五行相克的原理，以一种情志活动调节与控制另一种情志活动，从而达到消除过激情志与不良情志的目的。具体方法是思胜恐、恐胜喜、喜胜悲、悲胜怒及怒胜思，以尽快消除过激或不良情志对人体的损害，维系正常情志活动，养生保健。

"神明则形安"，这是摄生的根本原则。中医养生的方法很多，但从本质上来看，归纳起来不外"养神"与"养形"两大部分，即"守神全形"和"保形全神"。不论是"守神"还是"全形"，都是通过实现"神明则形安"而达到"形与神俱"的目的。只有这样才能使人的心理活动处于"阴平阳秘，精神乃治"的正常的阴阳协调状态，从而保证人体充沛的精力，达到"正气存内，邪不可干"的境界。因此，我们必须培养乐观的精神、开阔的胸怀、恬静的情绪，来维护身心健康，达到延年益寿的目的。

三、运动养生

运用体育运动方式进行锻炼，以活动筋骨、调节气息、静心宁神来畅达经络、疏通气血、和调脏腑，达到增强体质、益寿延年的目的，这种养生方法称为运动养生。"动则不衰"是中华民族养生、健身的传统观点。早在数千年以前，体育运动就已经作为健身、防病的重要手段之一而广为运用。从运动养生的机理来看，运动养生能够调意识以养神，以意领气，调呼吸以练气，以气行推动血运，周流全身；以气导形，通过形体、筋骨关节的运动，使周身经脉畅通，营养整个机体。如是，则形神兼备，百脉流畅，内外相和，脏腑协调，机体达到"阴平阳秘"的状态，从而增进机体健康，以保持旺盛的生命力。

传统的健身运动对人体有着运行气血、协调脏腑、疏通经络、强健筋骨、宁神定志、激发潜能的作用，从而达到防治疾病、延年益寿的目的。传统的健身运动，经过历代医家、养生家的不断总结、补充，逐渐形成了运动肢体、自我按摩以练形；呼吸吐纳、调整鼻息以练气；宁静思想、排除杂念以练意的保健方法。而且就每一种具体的养生方法而言，又总是身、心、息并调，精、气、神并练。特别是调神、息、意，几乎贯穿于所有传统的健身运动方法中。

现代科学研究也证明，经常而适度地进行体育锻炼，对机体有多项益处：①可促进血液循环，改善大脑的营养状况，促进脑细胞的代谢，使大脑的功能得以充分发挥，从而有益于神经系统的健康，有助于保持旺盛的精力和稳定的情绪。②使心肌发达，收缩有力，促进血液循环，增强心脏的活力及肺脏呼吸功能，改善末梢循环。③增加膈肌和腹肌的力量，促进胃肠蠕动，防止食物在消化道中滞留，有利于消化吸收。④可促进和改善体内脏器自身的血液循环，有利于脏器的生理功能。⑤可提高机体的免疫机能及内分泌功能，从而使人体的生命力更加旺盛。⑥增强肌肉关节的活力，使人动作灵活轻巧，反应敏捷、迅速。

1. 运动养生的原则

归纳起来，运动养生的大要原则有三。

（1）掌握运动养生的要领

传统运动养生的练功要领就是意守、调息、动形的统一。这三个方面当中，最关键的是意守，只有精神专注，方可宁神静息，呼吸均匀，导气血运行。三者的关系是以意领气，以气动形。这样才能在锻炼过程中，内练精神、脏腑、气血，外练经脉、筋骨、四肢，使内外和谐，气血周流，整个人体可得到全面锻炼。

（2）强调适度

运动养生是通过锻炼以达到健身的目的，因此要注意掌握运动量的大小。运动量太小则达不到锻炼目的，起不到健身作用；太大则超过了人体耐受的限度，反而会使身体因过劳而受损。孙思邈在《备急千金要方》中指出："养性之道，常欲小劳，但莫大疲及强所不能堪耳。"运动健身强调适量的锻炼，要循序渐进，不可急于求成。

（3）持之以恒

锻炼身体并非一朝一夕的事，要经常而不间断。"流水不腐，户枢不蠹"，这句话一方面说明了"动则不衰"的道理，另一方面也强调了经常、不间断的重要性，水常流方能不腐，户枢常转才能不被虫蠹。运动养生不仅是身体的锻炼，也是意志和毅力的锻炼，只有持之以恒、坚持不懈，才能收到健身效果。

2. 运动养生的方法

运动养生的方法形式多样，种类甚繁，有一招一式的锻炼方法，也有众人组合、带有竞技性质的锻炼方法；有形成民间风俗的健身方法，也有自成套路的健身方法。不论是哪一种运动形式，都具有养生健身的作用，为人们所喜爱，故能流传至今，经久不衰。

（1）形式多样的民间健身法

这类健身法大多散见于民间，方法简便，器械简单，活动饶有趣味性。例如：运动量较小、轻松和缓的散步、郊游、荡秋千、放风筝、踢毽、保健球等；运动量适中的跳绳、登高、射箭，以及各种各样的舞蹈等。这些方法，多于娱乐中而有运动养生的内容，亦无须更多地指导、训练，简便易行，形式多样，是民间喜闻乐见的健身措施。

（2）自成套路的系统健身法

这类运动健身方法往往是建立在民间健身法基础之上的，在一定理论指导之下，有目的、有具体要求，需要经过学习和训练才能掌握的健身方法。因其有一系列的连续动作，故可以使人体各部分得到较为全面、系统的锻炼，是传统运动养生法中较高层次的健身运动。运动养生的流派主要指自成套路的健身法而言。这些健身功法，大多源于道家和佛家，由于世代相传，又不断得到充实和发展，因而形成了各种不同流派。比如道家健身术，其理论源于老子、庄子思想，主张以养气为主，以提高生命能力，提出了"导引""养形"，强调了练气以养生的观点，具有代表性的道家健身功法，如华佗的"五禽戏"、马王堆出土的"导引图"及八段锦、六字诀、太极拳等，均属此类。又如佛家健身术，源于禅定修心，为保证"坐禅"的顺利进行，需要采取一些手段，以活动筋骨、疏通血脉，于是逐渐形成了佛家的健身功法，具有代表性有达摩易筋经、罗汉十八手、少林拳等。

附 临证学术论文精选

王立忠学术论文精选

头痛辨治八法

头痛是内科临床常见病之一，包括偏头痛、雷头风、颠疾、头风等。头居于人体最高部位，为诸阳之会，五脏精血、六腑清阳之气，亦均上荣于头，故风、寒、湿、痰、瘀之邪，内脏气血虚损，均可导致头痛。外邪侵袭，以风邪最为常见，风邪可以单独侵袭而发病，或夹寒、夹湿、夹热、夹痰、夹瘀等病理因素，相互夹杂，侵袭经络，影响气血运行而发病。内因者多由情志、饮食、劳倦，损及脏腑，导致脏腑功能失调而发病。除此之外，还应注意结合全身情况、头痛部位、性质、症状特点，进行辨证施治。现根据本人临床治疗头痛点滴体会，总结头痛治疗八法，供同道参考。

（一）祛风散寒，活血通络法

此法治疗头痛，主要用于风寒湿邪夹杂者，多因冒雨涉水，感受风寒湿邪，阻碍经络，经久不愈，每遇风邪入络，气血经脉阻碍清阳而发病。症见头痛胀重，甚则剧烈疼痛，或偏于两太阳穴处痛，或痛于眉棱骨处，舌淡苔滑腻，脉沉细而滑。方用自拟蠲痛汤。

方药：荆芥 10g，防风 10g，川芎 20g，细辛 5g，白芷 10g，白蒺藜 30g，桃仁 10g，红花 10g，甘草 6g。

用法：水煎服，日 1 剂，日 2 次。

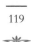

若寒湿之邪化热，加葛根、蔓荆子、生石膏、野菊花祛风清热止痛；若因鼻渊（鼻炎）引起的头痛，酌加辛夷、苍耳子、黄芩、升麻、桔梗以宣肺清热，通阳开窍止痛。

（二）疏肝解郁，清热和胃法

本法适用于肝郁夹痰导致的头痛。这种类型的头痛多因情志抑郁，伤及肝脾，肝郁化热，脾虚聚湿生痰，痰热上扰清空，经络气血逆乱而致，常因情绪波动而诱发。症见头痛、头昏，痛时两目发胀，偶尔出现剧烈头痛，伴恶心、呕吐，两肋胀闷，口苦咽干，妇女月经先后无定期，小便黄，舌质红，苔薄白或薄黄而腻，脉弦滑或弦细而滑。方用自拟清肝泄热和胃汤。

方药：桑叶 10g，菊花 10g，薄荷 10g，白芍 12g，蔓荆子 10g，夏枯草 15g，陈皮 6g，半夏 10g，茯苓 12g，瓜蒌 12g，甘草 6g。

用法：水煎服，日 1 剂，日 2 次。

若兼失眠者，酌加黄连、栀子、紫石英、珍珠母等；便秘者，加决明子、大黄等。

（三）益气养血，补肾充脑法

本法治疗血虚头痛。这种类型的头痛主要由于体虚久病、产后失血较多，或月经过多等，致营血亏虚，不能上荣于脑。精与血是互为滋生的，精足则血旺，肾精亏于下，精血不能上奉于脑，均可导致头痛。症见头部隐隐作痛，劳累则加重，立则血难上达而痛增，卧则血易达大脑而痛减，常伴头晕眼花，心悸气短，腰酸痛，神疲乏力，舌淡苔少，脉沉细而弱。方用归脾汤合六味地黄丸化裁。

方药：党参 12g，炙黄芪 20g，白术 12g，制何首乌 15g，当归 12g，菟丝子 30g，山药 20g，熟地黄 12g，川芎 15g，炙甘草 6g。

用法：水煎服，日 1 剂，日 2 次。

若血虚兼风阳上扰者，酌加桑叶、蔓荆子、菊花。

（四）疏风散邪，清热解毒法

本法治疗风热温毒之头痛。这种类型的头痛主要由于感受风邪时毒，热毒蕴结，上攻于头而致。症见突然出现头痛如雷鸣，头面红赤肿痛，目不能开，恶寒发热，咽喉不利，口渴舌燥，舌红苔黄，脉浮数。方用普济消毒饮加减治之。

方药：荆芥10g，防风10g，葛根10g，黄芩10g，升麻5g，牛蒡子10g，桔梗10g，僵蚕10g，板蓝根20g，生石膏30g，甘草10g。

用法：水煎服，日1剂，日2次。

若发病1周后，恶寒轻发热重，口咽干燥者，去荆芥、防风，酌加玄参、生地黄、柴胡、知母等。

（五）活血祛瘀，化痰通络法

本法治疗血瘀夹痰之头痛。这种类型的头痛主要由于头部外伤后，久痛血伤入络，经脉凝滞，瘀血夹痰，痰瘀互结，瘀阻络道，阻碍清窍，脑络不通而致。症见头痛如针刺，痛处固定，初见隐痛，继则疼痛加剧，甚则头痛如劈，舌暗红，边有瘀斑，苔灰滑而腻，脉弦细而滑或细涩。方用自拟活血化痰通窍汤。

方药：丹参20g，川芎20g，赤芍15g，延胡索12g，天麻12g，葛根20g，蔓荆子12g，蜈蚣2条，白附子8g，僵蚕10g，桃仁10g，红花10g，白芷12g，白蒺藜30g。

用法：水煎服，日1剂，日2次。

久痛入络，使用虫药具有引窜之性，可剔除凝瘀滞痰，使络脉通达，头痛可止。

（六）息风祛痰解痉法

本法适用于风火夹痰上扰清空而致头痛，常见于三叉神经痛。其临床表现多为局部阵发性疼痛，呈跳痛、烧灼样，剧烈疼痛难忍，遇风或情绪激动均可诱发，舌质红，苔少，脉弦滑或滑数。方用自拟四白汤。

方药：白附子8g，白僵蚕10g，白芷12g，白蒺藜30g，天麻10g，川芎20g，生地黄12g，赤芍15g，全蝎10g，夏枯草15g，牛蒡子15g，葛根20g，生石膏30g，菊花10g，甘草6g。

用法：水煎服，日1剂，日2次。

若血压偏高者，加羚羊角粉、生石决明、钩藤等平肝息风降压之品；

亦可选用天智颗粒，该药具有平肝潜阳、补益肝肾、益智安神之功效，对肝阳上亢型中风引起的认知功能障碍，同时伴有头痛、头晕者，疗效显著。

（七）滋阴补肾填精法

本法适用于肾精不足证。肾精亏于下，精血不能上奉于头，又加阴虚生内热，虚热上浮，扰犯清空，故头痛作矣。症见头痛发空，眩晕耳鸣，健忘，腰膝酸软，盗汗，遗精，舌红，苔薄少，脉沉细无力，或虚而细数。治以滋阴补肾为主。方用杞菊地黄汤加减治之。

方药：熟地黄 12g，牡丹皮 10g，山药 15g，山茱萸 20g，茯苓 12g，菟丝子 30g，桑椹 15g，女贞子 12g，决明子 12g，泽泻 12g，枸杞子 12g，菊花 10g。

用法：水煎服，日 1 剂，日 2 次。

若见耳鸣者，加石菖蒲、蝉蜕、磁石；若见腰酸腰痛，盗汗遗精者，加怀牛膝、杜仲、桑寄生、芡实、莲须、生龙骨、生牡蛎等。

（八）清暑益气止痛法

本法适用于暑热头痛。夏季暑热交蒸，感受暑热之邪，则出现头痛。症见头部沉重感，虽有汗出，但头痛不解，胸脘满闷，四肢酸困乏力，喜卧，舌苔滑腻或黄腻，脉滑濡。治当清暑益气生津。方用清暑益气汤加减。

方药：玄参 12g，石斛 10g，麦冬 12g，荷叶 12g，石菖蒲 10g，竹叶 10g，知母 10g，桔梗 6g，生薏苡仁 15g，葛根 12g，通草 10g，滑石 30g，甘草 10g。

用法：水煎服，日 1 剂，日 2 次。

若见胃脘痞闷者，加厚朴、法半夏、白豆蔻；若见身热不解，午后热甚者，加黄芩、青蒿、淡豆豉、连翘。

——发表于 2009 年 5 月 13 日《中国中医药报》

中风后遗症分型论治体会

中风经过抢救治疗后，往往留有轻重不等的半身不遂、语言不利、口眼㖞斜、记忆力减退等症。现代医学认为，其病因主要是因为脑血管意外之后，脑组织缺血或受血肿压迫、推移，或脑水肿而使脑组织功能受损。中医学认为，中风后遗症主要是由于肝肾阴虚，痰热上扰；气虚血瘀，脉络受阻；脾肾亏虚，夹痰阻络；痰火炽盛，热结阳明所致。由于发病的性质和兼证的不同，治疗用药各异。掌握辨证治疗规律，乃是中风后遗症恢复的关键，现将证治体会分述于下。

（一）辨证分型

1. 肝肾阴虚，痰热上扰

多发于高龄年老患者，或久病失调者，或肝肾虚弱，筋骨失养者，故半身不遂，或肢体痿弱，筋脉拘急，步履不坚。如《古今名医汇粹》曰："半身不遂及四肢无力，掉摇拘挛之属，皆筋骨之病，肝肾精血亏损，不能濡养百骸，故筋有拘急，骨存痿弱。"见于早期半身不遂，语言謇涩，舌质红，苔薄黄而腻，脉弦细而滑。

治法：滋肾养血，息风通络。

方药：自拟醒脑解语通络汤。

全当归、夏枯草、生白芍各30g，生地黄、乌梅各15g，地龙10g，犀角3g，石菖蒲9g，甘草5g。

待病情好转后，可加川牛膝、桑寄生、川续断补益肝肾，通络强筋；记忆力减退者，加肉苁蓉、枸杞子、远志、山茱萸、何首乌补肝肾、益精血而健脑。

2. 气虚血瘀，脉络受阻

多因年迈体弱，元气亏虚，气虚运血无力，血行瘀滞，脉络阻塞，多致缺血性中风偏瘫；气虚化源不足，阴液亏损，多因恣情纵欲，肾精暗耗，肝肾阴虚，阳亢风动，气升血逆，多致出血性偏瘫。前者血瘀脉中，后者血瘀脉外，概为因虚致瘀，殊途同归。同时，元气耗散，是中风的重要病理转机。不论是中脏腑的阳闭证，风火内旋，耗散元气，或络破血溢，元气随之而泄；或经救治，闭证渐开，邪去正虚，气虚血瘀，痹阻经脉，筋肉失养，出现偏枯，气虚血瘀又是中风预后的主要转归。在治疗上，无论缺血性中风偏瘫，还是出血性中风偏瘫，均应抓住气虚血瘀这一主要矛盾，以益气化瘀为主要治疗原则，二者在治疗上不必严格区分。因为二者均能导致元气亏虚，鼓动乏力，温运无权，或邪之所凑，其气必虚，邪气因而乘之，导致血瘀络阻，故出现神疲乏力，心悸气短，半身不遂，肢体麻木，口眼㖞斜，语言不利，手足肿胀，舌质淡或暗紫，苔薄白而腻，脉沉缓无力或沉细而滑。

治法：补气活血，化瘀通络。

方药：补阳还五汤加减。

党参、生黄芪、丹参、当归、赤芍、川芎、桂枝、川牛膝、地龙、鸡血藤、山楂、水蛭、伸筋草。

此类型往往反复发作，病程较长。其中地龙、水蛭治久瘀，疏通经隧；重用黄芪，则通过补气，以增强行气化瘀的效用。病在上肢者，可加羌活、姜黄、桑枝等；病在下肢者，加木瓜、蜈蚣、乌梢蛇等；若手足肿胀，加茯苓、防己、丝瓜络、生薏苡仁等；肢痛加制乳香、制没药、细辛等；肢体麻木，加生牡蛎、苏木、制马钱子等；而神经麻痹，则酌加全蝎、僵蚕、白附子；若风痰相搏，阻痹脉络而致语言障碍者，加桃仁、红花、石菖蒲、郁金、远志以化痰祛瘀，宣窍通络；若肾虚精气不能上承，致舌暗不语，用地黄饮子加附子、肉桂，以滋阴补肾开窍。

3. 脾肾亏虚，夹湿阻络

偏瘫日久，久治不愈，腰膝酸软无力，患侧肢体痿软、厥冷，或酸沉麻木，舌质淡红，苔薄白而腻，脉沉细而滑。

治法：益气健脾，补肾化湿通络。

方药：自拟补脾益肾宣痹汤。

黄芪、桑寄生、薏苡仁各30g，当归、白芍、丹参、川牛膝各12g，桂枝、川芎、苍术、黄柏、防风各10g，丝瓜络20g，细辛5g，生姜15g，大枣4枚。

若肢痛，加伸筋草、制乳香、制没药、蜈蚣、木瓜活血祛瘀止痛；促进肌力恢复，可加桑寄生、乌梢蛇、木瓜、鸡血藤、制马钱子。

4.痰火炽盛，热结阳明

多由于中风痰火炽盛，腑气不通，痰阻脉络，气血流通不畅而致口面喝斜，语言謇涩，半身不遂，舌质红，苔薄白而厚腻。

治法：清热化痰，通腑活络。

方药：三化汤加桑枝、胆南星、全瓜蒌、郁金、防风、僵蚕、地龙。

若痰湿阻遏经络，运行不畅，则加生牡蛎、丝瓜络、生薏苡仁、红花祛湿化痰通络，促进肢体功能恢复。

5.肝肾亏虚，脑髓失养

多因久病失调而致头晕目眩，智力减退，腰膝酸软，步履不坚，舌质淡红，苔薄白，脉沉细或弦细。

治法：补肝肾益精血，柔筋活血。

方药：自拟补肾充脑通络汤。

何首乌、补骨脂、枸杞子、川芎、生地黄、牛膝、水蛭各12g，海风藤、桑寄生、菟丝子各30g。

（二）体会

根据临床观察，脑血栓或脑溢血（急性期后）导致半身不遂等后遗症者，气虚血瘀者居多，早期中风偏瘫，以邪实为主，治以益气活血化瘀，酌加通腑泄热之品；半身不遂兼外感不解者，可用防风通圣丸调理，既能治疗，又能起到预防和巩固的作用。活血药物不仅可使脑血肿尽快吸收，而且可增强大脑智力。恢复期，阴虚症状明显的气阴两虚证，酌加滋阴通络之品；至于痰瘀相兼者，或因气虚，津液不化，凝聚为痰，痰阻血瘀，或因瘀血内阻，津液不行，聚湿生痰，治疗上均应着眼于气虚，以益气为主，酌加涤痰通络之品，使正气充盛，痰瘀自消，充分体现了标本治法在临床应用的意义。痰湿素盛者，常配香砂六君子丸，屡屡奏效；对于肝肾亏虚，肝阳上亢，血压偏高者，酌加六味地黄丸，常服而收良效；亦可用决明子、东山楂各等份，泡水代茶饮，具有降压、明目、降脂、消导、润肠通便之功效。半身不遂后遗症时间较长者，由于病久导致气血亏虚，往往易受风寒湿邪侵袭，出现肢体疼痛、麻木、活动受限等症，可以按痹证论治。

——发表于《光明中医》

血小板减少性紫癜治验

血小板减少性紫癜，临床表现为自发性皮肤瘀点和瘀斑、黏膜和内脏出血、血小板减少及出血时间延长，属中医学的"血证""崩漏"等范畴。

笔者认为，本病发病多有瘀血滞留。根据临床观察，血小板减少性紫癜可分为毒热灼伤营血夹瘀，阴虚血燥夹瘀，脾肾虚损、气不摄血三大类型。治疗必须针对引起瘀血的原因，分别采用凉血活血、养阴清热化瘀、补气活血摄血等，使瘀血化散，气血调和。正如《素问·至真要大论》所说："谨守病机……疏其血气，令其调达，而致和平。"现将辨证治疗体会分述如下。

（一）毒热灼伤营血夹瘀型

多系肺经素有郁热，或因风、燥、热邪伤肺，邪热传入营血，蕴蒸不泄而致血溢。临床常见鼻衄，口干咽燥，烦躁不安，颈部或胸部甚至全身可见米粒大小出血点，舌鲜红少苔，脉细数。此乃气血两燔，血与热结，阻于脉道，则形成瘀血而引起出血。治宜清热解毒，凉血活血。方用自拟解毒活血汤（牡丹皮、栀子、侧柏炭、甘草各10g，生地黄、丹参各12g，赤芍、金银花各15g，连翘、白茅根、玄参、蒲公英各30g）。若出现身热口渴，心烦不宁，吐血衄血，全身皮下紫斑，或神昏谵语，舌红绛苔少，脉多滑数或弦数，治宜清热凉血，解毒化斑，方用化斑汤（《温病条辨》）加生地黄、金银花、大青叶、牡丹皮等。

病案：李某，男，25岁，1985年10月12日初诊。患者鼻衄反复发作两年，近半年来鼻出血频发，发现胸部散在性出血点，曾用多种止血剂，疗效欠佳。于昨日下午连续鼻衄不止，面色苍白，发热，体温38℃，两下肢皮下呈片状紫斑，烦躁不安，大便秘结，小便短赤。查血小板$82×10^9$/L，出血时间5分钟，血红蛋白80g/L，舌红绛，苔少而黄，脉滑数。此乃热毒陷于营血，迫血妄行。西医诊断为原发性血小板减少性紫癜。紧急处理：随时采用耳内吹气止鼻衄，用后衄止。治以清热解毒，凉血活血。方用自拟解毒活血汤。服2剂热退，未再出现鼻衄，继服3剂，出血点和紫斑渐消。后按原方增减，继服 12 剂，出血点和紫斑全部消失，血小板上升为 180×10^9/L。后嘱患者用鲜茅根 100g，配白糖 60g 煎水代茶饮用。

（二）阴虚血燥夹瘀型

阴虚肺燥，或肝火犯肺，或肾经虚火，或虚劳久病，必耗其阴而引起口咽干燥，鼻衄，齿衄，五心烦热，全身皮下紫斑，伴头晕耳鸣，舌红苔少，脉细数。治宜养阴清热，活血止血。方用一贯煎加减（北沙参、生地黄、丹参、枸杞子、地骨皮、三七、旱莲草、知母、鸡血藤）。偏于阴虚肺燥者，加天冬、白及、白茅根、藕节；若肝火犯肺者，加牡丹皮、青黛；若虚劳久病，阴津灼伤者，加熟地黄、龟甲；齿衄属胃经实火，加大黄、生石膏；属肾经虚火，加牛膝、黄柏等。

病案：冯某，女，16 岁，1987 年 6 月 10 日初诊。近 3 个月来，患者经常发生鼻衄，继则出现四肢皮下片状紫斑，下午低热，伴头晕眼花、神疲乏力、食欲减退、口咽干燥、大便秘结、小便黄。查体温 37.5℃，血小板 63×10^9/L，舌红苔少，脉细数。此乃肾阴虚，虚热内生，损伤脉络，血溢于外而发病。西医诊断为血小板减少性紫癜。治以养阴清热，活血止血。方用一贯煎加龟甲。服药 6 剂，紫斑渐消，体温 36.8℃，守原方去地骨皮，生地黄改用熟地黄，连续服药 20 剂，鼻衄未发，紫癜全部消失，血小板上升为 220×10^9/L，其他症状显著好转。以六味地黄丸调理善后，随访 1 年未发。

（三）脾肾虚损，气不摄血型

久病或因失血而造成气血亏虚，气不摄血，血无所主而妄行，出现鼻衄且反复发作，两下肢发现出血点，或皮下紫斑，面色㿠白，心悸气短，腰膝酸软，舌淡苔薄白，脉细缓。治宜益气养血，化瘀止血。方用自拟消斑汤（炒黄芩、牡丹皮、茜草、藕节、炙甘草各 10g，党参、当归、阿胶、焦生地黄、仙鹤草、赤芍各 12g，黄芪、旱莲草、连翘各 30g，蒲黄炭 6g），另配儿茶煮红枣。若鼻衄止，瘀斑渐退，可改用归脾汤加熟地黄、鸡血藤、山茱萸、旱莲草等，补脾益肾，以治其本。

病案：刘某，女，28 岁，1986 年 5 月 3 日初诊。患者齿衄 3 年之久，时发鼻衄，两下肢皮下出现紫斑，月经量多，白带多，时常头晕目眩，心悸气短，四肢倦怠。查血小板 $80 \times 10^9/L$，血红蛋白 90g/L。舌淡胖嫩，苔薄白稍腻，脉细弱。此乃脾肾亏虚，气虚不能摄血，血无所主而妄行。西医诊断为血小板减少性紫癜。治以益气养血，化瘀止血。方用自拟消癜汤，配儿茶煮大枣，食枣饮汤。服药 14 剂，齿衄减少，皮下紫斑渐消，精神较前好转。继服 35 剂，鼻衄、齿衄止，月经量大为减少，查血小板上升至 $210 \times 10^9/L$。后以归脾丸调理善后，以资巩固，随访两年未发。

体会

从临床观察中发现，血小板减少性紫癜以青少年发病为多见，女性较男性多，脾肾虚损型最常见。

本病用西药激素和止血剂，虽有好转，血小板计数波动幅度较大，往往不易巩固。而辨证应用中药治疗，疗效尚满意，且能巩固。如治疗脾虚者，常用儿茶煮大枣（儿茶30g，大枣500g，煮后食枣饮汤；或大枣5枚，日2次，汤酌饮）。其方法简便易行，每收良效。

治疗"紫癜"，突出一个"瘀"字。热毒或阴虚血燥，气血双亏，气不摄血，均可形成血滞和瘀血，也可以说，凡能影响气血运行的一切因素，均可导致瘀血。因此，治疗上采用活血化瘀法，是中医学的一种反治法。曾有"瘀血不去，血不归经"的说法，因离经之血不仅阻碍新血的化生，且会加重经脉阻滞，使出血不易停止。唐容川说："凡吐衄，无论清凝鲜黑，总以祛瘀为先。"同时通过现代医学研究证明，活血化瘀法有抑制体内发生免疫性抗体，减少毛细血管通透性、脆性和增强毛细血管张力的作用。

笔者认为，清除热邪、祛除瘀滞、调理气血阴阳，对于促进血小板升高起着重要作用，从方药配伍和疗效观察中发现，很大程度上是协同发挥作用的结果，很难说是某种药所起的作用。治疗紫癜，常重用连翘，不仅因连翘具有清热解毒散结的功效，而且药理研究发现其含维生素 P，能增强毛细血管的抵抗力，对于过敏性紫癜疗效尤佳。

——发表于《光明中医》1996 年第 5 期

大剂量柴胡治疗低热

近年来，笔者采用大剂量柴胡配伍，先后治疗原因不明的低热12例，收到较为显著的效果。现举数例于后，供同道参考。

（一）少阳证案

江某，女，34岁，1977年4月21日初诊。患者低热已半年余（体温37.7℃左右）。曾做肝功能、血沉、尿常规、X线胸透等多项检查，均无异常，低热原因不明。门诊曾予西药解热、抗感染等治疗，低热仍持续不退，故求治于中医。症见午后寒热往来，头晕目眩，口苦咽干，胸闷胁胀，纳谷不香，小便黄。舌红，苔薄白，脉弦细。此系血弱气虚，腠理开，邪气因入，与正气相搏，结于胁下，正邪分争所致。治以和解少阳枢机，益气扶正。

方药：柴胡30g，黄芩9g，半夏、草果各10g，党参、茯苓各12g，陈皮、甘草各6g，生姜2片，红枣5枚。5剂，水煎服。

二诊：药后热势渐退，头晕、胸闷、胁胀减轻。守方续服5剂。

三诊：发热已退，精神好转，食欲增加，余症亦见好转。宗上方将柴胡减为15g，迭进10剂。

患者体温正常，诸恙悉除，经年随访未再发热。

（二）肝郁气滞案

张某，女，27岁，1977年6月14日初诊。患者持续性低热1年余，体温常在37.5℃左右。西医诊断为不明原因低热。曾用链霉素、解热药、谷维素等治疗无效。症见头晕头痛，口苦咽干，烦躁易怒，胸胁胀满，手心灼热，心烦失眠，小便短赤。舌嫩红，苔薄而腻，脉弦微数。此系肝气不舒，气郁化火所致发热。治以疏肝解郁清热。

方药：丹参15g，柴胡30g，白芍、茯苓各12g，牡丹皮、栀子各10g，薄荷、黄芩各9g，生龙骨、生牡蛎各15g（先煎）。

连服18剂，体温恢复正常，头晕头痛等症悉除。随访2年，未再发热。

（三）肝郁脾虚案

李某，男，54 岁，1980 年 4 月 7 日初诊。患者间歇性低热已两年，经中西医治疗均未奏效。症见发热（体温 37.8℃）伴自汗，头晕目眩，胸胁满闷，神疲乏力。舌淡，苔薄白而腻，脉弦细。此系肝郁脾虚所致肝脾不和，发为低热。治以疏肝解郁，理脾清热。

方药：柴胡 30g，黄芩、薄荷、甘草各 6g，白芍、党参、茯苓各 12g，生白术、半夏、青皮、陈皮各 10g，生姜 2 片，红枣 5 枚。5 剂。

二诊：药后发热减轻，汗出减少，精神好转，余症同前。原方将柴胡增至 45g，继服 5 剂。

三诊：热退汗止，余症悉平。宗上方将柴胡减为 15g，继服 7 剂，以资巩固。

1 年后随访，言及病愈未发。

（四）体会

低热多与肝脾失调有关。"肝为罢极之本"，以血为体，以气为用。血宜充盈，气宜条达。如受病邪影响，便会产生肝虚、肝郁、肝脾不和、肝经郁热等病理变化，均可导致低热。而柴胡乃驱表邪、升清气、疏肝解郁、理气和血、和解少阳枢机之良药。通过临床观察，柴胡治疗低热，配伍用量一般为 20～30g，最大量不宜超过 45g。药物作用于人体，有病则病受之，其功效可因配伍不同而有所变易。例如：柴胡配黄芩，撤热之功更大；配党参、黄芪、甘草，能疗气虚之热；配黄芩、栀子、生地黄、龙胆草等，可解肝胆郁火之热而无升阳之害。实则以大剂量柴胡配伍应用，不仅不显柴胡偏颇之弊病，反而有相得益彰的妙用。当然，柴胡必须在辨证论治的理论指导下应用，斟酌病情，据症加减，中病即止，不可久服，否则会耗散阳气，导致气虚和其他不良后果。

——发表于《广西中医药》1984 年第 7 卷第 5 期

痹证的发病及临证用药思路

（一）痹证的发病

痹证的病因病机多由于正气虚弱，气血失调，风寒湿热诸邪侵袭肢体经络，引起气血运行不畅，阻碍经络、筋骨、肌肤，进而导致筋骨、肌肉、关节酸痛、麻木、重着，或日久痰浊瘀血阻于经髓，形成关节肿胀变形等症。《素问·痹论》云："风寒湿三气杂至，合而为痹。"《金匮要略·中风历节病脉证并治》指出："寸口脉沉而弱，沉即主骨，弱即主筋。沉即为肾，弱即为肝，汗出入水中，如水伤心，历节黄汗出，故曰历节。"说明本病病机为肝肾两虚和气血不足，正虚则外邪侵袭，与正气相搏，因成"历节"；此外与气候条件、生活环境等都有密切关系。若阳气不足，卫外不固，则风寒湿邪易于侵袭，表现为风寒湿痹；若阳气偏盛，阴血不足，内有郁热者，热与风湿相搏，或寒邪化热，则表现为风湿热痹。寒热之邪可以相互转化，病发初起，邪实为主；风寒湿热之邪，久恋不去，势必伤正，表现为气血不足或肝肾亏虚之候，呈现虚实夹杂之证。治疗上既要照顾正虚一面，又要考虑邪气留滞的一面，邪气往往是在肝肾不足，营卫不调，经络空虚，气血运行不畅的情况下，使人体受邪而发病。《灵枢·百病始生》曰："风雨寒热不得虚，邪不能独伤人。"《类证治裁》曰："诸痹……良由营卫发虚，腠理不密，风寒湿乘虚内侵，正气为邪气所困，不能宣行，因而留滞，气血凝滞，久而成痹。"说明治痹当先扶正的道理。扶正时要辨别肝肾亏虚、气血虚弱、营卫不固、阴虚阳虚之别。因痹证病机特点为"闭而不通"，故施补法应注重调、宣、通、行，以使营卫调和，气血流畅，免生壅塞之虞。在祛邪方面，因感受邪气有风、寒、湿、热之不同，治疗上当以疏风、散寒、除湿、清热为法。总之，痹证的治疗必须掌握辨证论治原则，切中病机，据症用药，灵活达变，方能提高疗效。

（二）辨治用药思路

笔者认为，对痹证的治疗，在辨证立法的基础上，遣方用药是关键，掌握药物的特点，灵活地加以配伍应用，有利于提高临床疗效，用药精当，往往收到奇效。兹就痹证的治疗用药特点，分述如下。

1. 风邪偏胜

主症：肢体关节疼痛，游走不定，以腕、肘、膝、踝等关节为多见，甚则关节屈伸不利，或见寒热表证，舌苔薄白，脉浮缓。

治法：祛风通络，散寒除湿。

方药：《宣明论方》防风汤。

茯苓 15g，防风、当归、羌活、秦艽各 12g，桂枝、甘草各 6g，生姜 3 片为引。

方中秦艽、防风祛风胜湿；当归养血和营，补中有调和之意；茯苓淡渗利湿；羌活、桂枝、葛根祛风发表，散寒解肌；杏仁、黄芩宣肺气而燥湿，亦可防止湿邪化热；甘草调和诸药。全方具有祛风通络、散寒除湿宣痹之功。

随证加减：上肢疼痛，加桑枝、姜黄祛风湿、利关节、活瘀通络；下肢疼痛，加川牛膝、独活、木瓜补肾祛湿通络；伴有腰痛，加狗脊、川续断、桑寄生、巴戟天补肾强腰，祛风除湿；若关节屈伸不利，加伸筋草、络石藤舒筋活络。

《圣济总录》所载防风汤，有麻黄、葛根。麻黄宣肺气以开毛窍，葛根解肌以通腠理，治行痹可谓合拍。

2. 寒邪偏胜

主症：肢体关节肌肉疼痛较剧，痛有定处，得热则痛减，遇寒痛增，关节不可屈伸，痛处不红不肿，舌质淡，苔滑白，脉沉细或弦紧。

方药：自拟乌桂麻辛汤。

制川乌（先煎）、制草乌（先煎）、白芷、麻黄各 6g，黄芪 20g，桂枝 10g，炒白芍 15g，细辛、甘草各 5g。

川乌、草乌大辛大热，温经散寒止痹痛；麻黄、桂枝、细辛、白芷解表散寒，温通经脉，祛风止痛；黄芪、白芍补气养血，扶正达邪；甘草甘以缓急，解诸草之毒。全方旨在驱逐寒邪，温通经脉，助阳化气，以止痹痛。

随证加减：若有形寒肢冷，多为阳虚感寒，加羌活、防风、狗脊、肉桂，以温阳散寒；如寒湿阻闭经络，症见痛处不移，屈伸不利，加秦艽、防己、海桐皮，以散寒除湿，通络止痛。

3. 湿浊偏胜

主症：肌肉关节肿胀、麻木、疼痛，腰膝酸软无力，伴胸脘痞闷，痰多，舌淡红，苔滑腻，脉滑濡。

治法：祛湿化痰通络。

方药：薏苡仁汤合四妙散加减。

当归、白芍、木瓜、川牛膝各12g，苍术、五加皮、厚朴各10g，薏苡仁、络石藤各30g，黄柏、甘草各6g。

四妙散加牛膝、木瓜、厚朴、五加皮、络石藤，以化湿祛痰通络；当归、白芍、甘草温经活血，柔肝缓急以止痛。方中亦可酌加羌活、独活、蚕沙祛风胜湿通络以止痛。

4. 热邪偏胜

主症：关节灼热、红肿疼痛，关节屈伸不便、活动受限，动则疼痛加剧，可发生于1个或多个关节，甚则兼有发热，口渴，心烦，小便短赤，舌质红，苔黄腻，脉滑数。

方药：自拟二藤桑蚕汤。

忍冬藤、络石藤、桑枝、生薏苡仁、滑石各30g，萆薢、丝瓜络各15g，防己、知母、蚕沙、赤芍各10g，甘草5g。

忍冬藤、防己、络石藤祛风通络，清热利水，消肿止痛；桑枝祛风湿，利关节；赤芍、生薏苡仁、滑石、萆薢、丝瓜络、知母、蚕沙清热化湿，活血通络；少佐甘草清热解毒，调和诸药。全方具有清热化湿、通络消肿止痹痛之功。

随证加减：若热盛，加栀子、连翘、生石膏以助清热、散结消肿之力；若湿盛，加土茯苓、苍术、黄柏、木瓜以助胜湿之力；若疼痛剧烈，加姜黄、制乳香、制没药以行气化瘀止痛。

5. 肝肾两虚夹寒湿

主症：腰膝痛重，久延不愈，四肢关节屈伸不利，或畏寒，下肢无力，筋骨挛急，舌淡，苔薄白而腻，脉沉细。

方药：独活寄生汤加减。

桑寄生、独活、杜仲、牛膝各15g，防风、当归、秦艽各10g，川芎、肉桂各9g，白芍、熟地黄、党参、茯苓各12g，甘草6g。

熟地黄、杜仲、牛膝、桑寄生补益肝肾，强壮筋骨；当归、川芎、白芍和营养血；党参、茯苓、甘草扶脾益气；配以肉桂温通血脉，鼓舞气血运行；独活搜风蠲痹，驱邪外出；秦艽、防风祛风邪，行肌表，且能胜湿。独活寄生汤为标本兼顾、扶正祛邪、止痹痛常用方，临床上，在此方基础上加减应用，治疗慢性四肢关节疼痛，每获良效。

随证加减：若关节屈伸不利，加伸筋草、络石藤以舒筋活络；疼痛重着者，加苍术、黄柏、生薏苡仁、威灵仙以健脾燥湿，散寒通络止痛。

6. 痰瘀闭阻

主症：全身关节肿痛剧烈，呈刺痛，痛处拒按，甚则变形、僵硬，舌淡白紫斑，苔滑，脉沉细而滑。

方药：身痛逐瘀汤加减。

黄芪、川芎、赤芍各 15g，当归、秦艽各 12g，桂枝、制乳香、制没药、川牛膝、穿山龙、五灵脂、桃仁、红花各 10g，土鳖虫 8g，甘草 6g。

桃仁、红花、当归、川芎、赤芍、五灵脂、乳香、没药、牛膝、穿山龙、土鳖虫活血化瘀，宣痹止痛；桂枝、秦艽通络宣痹；甘草调和诸药。全方具有活血通络、宣痹止痛之效。

若肿痛甚者加全蝎、蜈蚣、僵蚕、天南星、白芥子、丝瓜络等搜剔经髓、骨骱之痰瘀；若湿邪偏胜肿胀，配防己、苍术、薏苡仁、黄柏、忍冬藤、泽兰、滑石、丝瓜络以化湿通络。

——发表于《医药临床学报》2007 年第 1 期

☙ 失眠的发病与辨治用药

失眠属中医学"不寐"范畴，是以经常不易入寐为特征的一种病症。失眠的临床表现不一，轻者难以入寐，或寐而易醒，醒后难以再寐，醒后则疲乏，或缺乏清醒感，甚则彻底不能入寐，或有的患者对失眠感到焦虑和恐惧，痛苦万状。本病的发病原因甚多，如思虑过度，内伤心脾，情志失调，阳不交阴，水火不济导致心脾两虚、阴虚血亏、心肾不交、痰火扰心、瘀血阻滞等。笔者根据病因和临床表现，分别从 5 个不同类型的失眠，将其辨证治疗用药特点分述如下。

1. 心脾两虚失眠

多由思虑劳倦，伤及心脾，或因月经过多，失血不复，久病虚弱，老年人气血虚衰所致。心主血而藏神，脾生血而主思。思虑用脑过度，劳逸失调，致使阴血耗伤，心血伤则神失所养，导致失眠。临床上表现为失眠多梦，甚至难以入睡，心悸健忘，神疲乏力，面色萎黄，舌淡苔薄白，脉沉细而弱。治以益气养血，宁心安神。方用归脾汤（白术、茯神、黄芪、龙眼肉、酸枣仁、人参、木香、当归、远志、甘草）加味治疗。可加生地黄、熟地黄、百合、制何首乌、夜交藤、柏子仁增强养血安神之功；梦多易惊者，加珍珠母、灵磁石以镇静安神。

2. 阴虚血亏失眠

由于产后失血，营血未充，或劳神营血暗耗，虚火内生，上扰心舍，阴不足于下，神不安于上，故失眠。临床表现为心悸失眠，头晕梦多，口咽干燥，汗出，胆怯易惊，大便干，小便黄，舌质红苔少，脉细数。治以滋阴养血安神。自拟安神定志汤（北沙参、麦冬、生地黄、石斛、生白芍、百合、酸枣仁、夜交藤、丹参、茯神、远志、琥珀、炙甘草）。方中北沙参、麦冬、石斛、百合养心阴；生地黄、酸枣仁、白芍、夜交藤、丹参、茯神、远志、琥珀、炙甘草养心血，定惊安神。若易惊易醒，加龙齿、磁石以镇静安神；若大便秘结，加桑椹、黑芝麻以滋阴养血润便。

3. 心肾不交失眠

常由于禀赋不足、房劳过度，或劳伤心脑所致。"脑为髓之海""肾主骨髓"，脑与肾关系极为密切，肾阴耗伤，而不能上济心火，则心火内炽，不能下交于肾。肾阴虚则志伤，心火盛则神动，心肾失交则神志不宁，故出现心烦不寐，梦多易惊，五心烦热，头晕耳鸣，腰膝酸软，心悸健忘，多疑多虑，梦遗滑精，口干舌燥，舌质红，脉细数。治以滋阴补肾，镇静安神。方用甘麦大枣汤（甘草、小麦、大枣）加味，可加生地黄、桑椹、枸杞子、白芍、百合、黑芝麻、五味子滋阴补肾；酸枣仁、远志、麦冬以养心安神；酌加竹茹、龙齿、磁石除烦安神定志。

4. 痰火扰心失眠

由于思虑太多，或过食肥甘之品，或肝气被郁，以致脾失健运，聚湿生痰，痰郁而化火，痰火扰心，故出现心烦失眠，寐时噩梦纷纭，易惊易醒，伴胸闷烦躁，胆怯心悸，情绪易于波动，纳差，兼见头晕头痛、恶心等，舌质红，苔滑白而腻，脉弦细或弦滑。治以清热除烦，化痰和胃。方用加味黄连温胆汤（黄连、竹茹、枳实、半夏、陈皮、茯苓、甘草）治

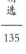

之。若胸闷急躁易怒者，加生白芍、生石决明、郁金、全瓜蒌、合欢皮平肝理气，化痰安神；若心烦口苦加牡丹皮、栀子清泄肝胆郁热，且能除烦；若纳差加白豆蔻、建曲以化湿醒脾，理气和胃；大便秘结加瓜蒌仁、大黄化痰通腑。

5. 瘀血阻滞失眠

多由情志抑郁，肝失条达，气滞血瘀，或因久病正气耗伤，瘀血留滞，而致心脉瘀阻，心神失养，故出现入睡困难，情绪不稳，易于惊醒，噩梦纷纭，甚至彻夜不眠，久治不愈，伴有烦躁不安，胸闷气憋，面色晦滞，目眶发黑，舌质暗紫或边有瘀斑，脉沉细或弦滑。治以活血祛瘀，镇静安神。方用血府逐瘀汤（桃仁、红花、当归、生地黄、川芎、赤芍、牛膝、桔梗、柴胡、枳壳、甘草）加味，酌加酸枣仁、夜交藤养心安神；加龙齿、磁石、琥珀镇静化瘀安神。

余在临床中发现，若兼见气郁痰结导致顽固性失眠者重用法半夏20～30g，疗效显著。半夏能祛扰心之痰浊，特别是痰郁夹杂者，每多用之。对于阴虚血亏，心肾不交者，可重用百合、生地黄各20～30g，以增强养心阴、清虚热、益肾安神之效。《辽宁中医杂志》（1980年3月第6期）曾发表治疗失眠验方：百合30g，生地黄30g，夜交藤30～60g，丹参30～90g，五味子15g，水煎，午睡或晚睡前1小时分服，日服1剂。经临床验证，本方对阴虚血亏和心肾不交所致失眠患者，收效良好。对痰火扰心者，常配牛黄清心丸服用，日服2次，每次1丸，以助清热化痰、镇心安神之功，收效甚佳。对长期顽固性失眠患者，出现心悸健忘、记忆力减退、智力明显下降等，针对这种病情，选用自拟"神衰散胶囊"（西洋参、朱砂、琥珀等）具有益气健脑、镇静安神之功，用诸临床多年，效果良好。

辨证治疗带下病75例临床小结

近几年来，笔者对75例带下病进行分型论治，疗效尚满意，现小结如下。

（一）临床资料

一般资料：年龄 20 ～ 30 岁者 20 例，30 ～ 45 岁者 46 例，46 ～ 50 岁者 9 例；病程在 3 ～ 6 个月者 23 例，7 个月 ～ 1 年者 34 例，1 ～ 3 年者 18 例；妇检有附件炎者 22 例，宫颈炎者 21 例，滴虫性阴道炎者 3 例。多数伴有腰酸背痛、月经失调、经前乳胀等。

治疗结果：带下已除，伴随症状消失，1 年以上未复发者为临床痊愈，脾肾亏虚型 24 例，肝经湿热型 20 例；带下减轻，伴随症状改善者为好转，脾肾亏虚型 14 例，肝经湿热型 15 例；迭经治疗，带下不减，伴随症状无明显改善者为无效，仅肝经湿热型 2 例。

（二）分型治疗

1. 脾肾亏虚型

此系脾肾亏虚，湿浊下流，带脉失约，任脉不固所致。症见带下淋沥，色白如涕，或稀薄如水，头晕腰酸，心悸气短，纳差，形寒乏力，月经先后无定期，多见于慢性宫颈炎。舌淡胖嫩，苔白而腻，脉滑细。治拟益气健脾补肾。

方药：带下 1 号方（扁豆、芡实各 30g，黄芪、山药、薏苡仁、桑寄生、生龙骨、生牡蛎各 15g，党参、苍术、白术、车前子各 10g，甘草 6g，黑芥穗 3g）。偏于脾肾阳虚，湿从寒化者，加吴茱萸、鹿角霜、杜仲、菟丝子、巴戟天等。

病案：王某，32 岁，1977 年 6 月 4 日初诊。患者带下量多色白如涕已历 2 年，伴头晕梦多，腰酸背痛，少腹隐痛下坠，纳差，形寒肢倦，舌胖嫩，苔白而腻，脉沉滑。方予带下 1 号方 5 剂，并予香砂六君子丸配服。先后共进 20 剂，带下止，伴随症状悉除。随访几年未见复发。

2. 肝经湿热型

此系肝郁脾湿，湿热下注，蕴结成带。症见带多色黄，或赤白相兼，质黏稠而腥臭，头晕头痛，口苦咽干，急躁易怒，少腹胀痛，月经先期，经前乳胀，或阴户瘙痒等，舌深红，苔薄黄而腻，脉弦数或弦滑。治拟清热利湿，疏肝理气，方予带下 2 号方（萆薢、猪苓、茯苓、香附、川厚朴、陈皮、半夏、车前子、泽泻、荔枝核各 10g，木通、木香各 6g）。若带色黄绿如脓，且有腥气，又可用带下 3 号方（土茯苓、扁豆、芡实各 30g，生薏苡仁、生龙骨、生牡蛎各 15g，白芍、黄芩、椿白皮、陈皮、黄柏、白鸡冠花、白果、车前子、甘草各 10g），若兼其他症，还应灵活加减。

病案：张某，42 岁，1975 年 6 月 9 日初诊。患者带下淋沥不断，色黄腥臭，时有赤白相兼，少腹胀痛，心烦易怒，口苦咽干，小便短赤，舌红，苔薄黄而腻，脉弦滑。方予带下 2 号方 3 剂，并予逍遥丸调理之。先后迭进 13 剂，带下明显减少。

（三）体会

1. 带下病主要由于肝、脾、肾三脏功能失调，辨证当重在量、色、质及其气味变化。

2. 因肝经湿热所致带下可先用带下 2 号、3 号方清其热，后用带下 1 号方予以调治；若因脾肾亏虚所致带下，则用 1 号方。

3. 属于脾肾亏虚者，可用香砂六君子丸、六味地黄丸；属于湿毒者，又可用知柏地黄丸，以便加强和巩固疗效。

——发表于《安徽中医学院学报》1982 年第 3 期

学徒跟师总结体会

～ 王立忠教授临证经验

王育勤

王立忠老师学术造诣颇深，临证经验丰富，擅长疑难杂症，对中医学理论和前人经验，在理解和运用上多有独到之处，主张辨证与辨病相结合，辨证精细，立法精当，方药恰中病机，古方加减，合乎法度，自拟之方，稳健切当。在长期的临床实践中形成了独特的、讲究实效的、有创见的学术思想和医疗风格。我随师左右，颇受教益。

（一）技术精湛，大医风范

王老师学风端正，品德高尚，对技术精益求精；善于学习他人经验，在临床上广泛涉猎，注重积累，融会贯通，吸取各家之长，结合自己的认识和看法，加以总结、升华，验之于临床，进一步提高疗效。例如：治疗慢性泄泻，就是在中国中医科学院"清肠饮"的基础上，酌加干姜、赤石脂、焦山楂而成，可达健脾清热利湿、固肾涩肠止泻之效。他对我院李鲤教授的学术思想有高度评价，盛赞李教授的"保和心法"。在临床治疗消化系统、循环系统等疾病中，均以后天脾胃为本，先使中焦脾胃枢转正常，再进一步调整其他脏腑功能，可达到事半功倍的效果，此谓"寓补于消"。王老师在临床参用之，颇获良效。王老师在日常生活中，一贯教我待人要热情、诚恳、诚信，同事之间要团结友爱，中西医之间要团结，要相互尊重，互相学习。王老师重同学之情、同事之情、师生之情，对同事倍加爱护，珍惜来之不易的缘分。尤其是和张磊教授，两人之间更是投缘随性，遇到疑难患者，常常相互切磋、会诊。王老师对张磊教授的学术思想、业务水平颇为敬仰，更佩服他的人品，曾赋诗一首："诗声如人生，磊落又光明，为官最清廉，行医济苍生。"用来赞扬张磊教授的高风亮节。他们都是我值得尊敬的老师。

王老师常说，医生不但要有精湛医术，还必须有高尚医德。他是这样说的，更是这样做的。给患者治病，他向来以患者病情为标准用药，从不滥用药，对这种行为深恶痛绝，用药时尽量做到简、便、廉、验。王老师还说：对待患者，一定要主动热情，咱们做医生的职责就是为患者服务。有些外地患者来晚了，王老师总是当天下午另抽时间到门诊加班为患者诊治，时刻把患者放在心上。病房邀请会诊，王老师从不推脱，及时前去认真诊治，受到同行赞许。每次查房，他更是认真，和下级医生商讨，决定更好的治疗方法。王老师平易近人，胸襟豁达，性情乐观，勤勤恳恳地为患者解除疾苦，兢兢业业地为中医药事业发展贡献自己的力量。他的从医感悟是"博采众长勤耕耘，仁心仁术济苍生"。我在和王老相处的过程中体会到，不但要学习老师的临证经验，更要学习他高尚的思想品德、严谨的治学精神和优良的工作作风。王老师不愧是我学习的恩师，堪称一代名医。

（二）博采古方，知常达变

王老师从事妇科、内科临床 40 余年，喜读《医宗金鉴》《医林改错》《济阴纲目》《医学衷中参西录》和金元四大家的著作及学术思想。这些书籍涉及内容广泛，包括内、外、儿、杂病等，临床实用性强、方药验之有效。王老师告诉我，读名家之著，结合临床，细心揣摩，不仅能获得各种心法，还可启迪思想，不断丰富临床经验。例如：《医宗金鉴》金刚丸原治肝肾亏虚，下肢痿软、关节积液肿痛等，在原方基础上加生黄芪、生薏苡仁、牛膝、黄柏、土茯苓等，对关节积液、关节肿痛疗效更佳。《医林改错》血府逐瘀汤治疗顽固性失眠，常加夜交藤，重用法半夏 30g，多能获效。《济阴纲目》治疗劳伤崩漏、月经过多，用胶艾四物汤，方中酌加黄芪、炒白术、升麻、煅龙骨、煅牡蛎等获速效。《医学衷中参西录》参赭培气汤治食管癌，方中酌加枳实、急性子、荷叶等，对改善吞咽困难，可达缓解之功。金元时期，朱丹溪提出"无痰不作眩"之说，王老师在治痰湿中阻型眩晕（梅尼埃病等）时自拟定眩汤（党参、白术、茯苓、生薏苡仁、竹茹、枳实、陈皮、半夏、川牛膝、泽泻、炒葶苈子、生牡蛎、甘草、大枣、生姜），方中重用茯苓 30g，薏苡仁 30g，葶苈子 20g，泽泻 30g，生牡蛎 20g，药后眩晕、呕吐症状得到明显改善，效如桴鼓。总之，王老师师古不泥，不失古方原义，临床灵活变通，疗效明显。

（三）辨治疑难，化瘀消痰

王老师在治疗疑难杂症中发现瘀血、痰湿等病理因素，在生成的过程中可以互相转化，互为因果，彼此滋生，如痰可滞血为瘀，瘀可滞津为痰，痰瘀相互夹杂，又可恋邪不解，其邪在脑、脏腑、经脉，又可互相转化，从而导致各种疾病的发生。显然，这种病理过程与脏腑功能受损、功能失调密切相关，亦说明疾病本质的复杂性，给治疗带来一定困难。近年来，临床遇见许多疑难杂症，在辨证施治的基础上，王老师采用活血化瘀消痰法，既拓展了辨证用药思路，又提高了临床疗效，值得进一步研究。现对以下几种疾病，如头痛、失眠、冠心病、中风后遗症、老年痴呆、胃脘痛、前列腺炎等，应用此思路的治疗经验分别阐述如下。

1. 头痛（血管性头痛）

本病常用血府逐瘀汤加减治疗。多由于气滞或气虚，血行不畅而凝滞，或因头部外伤、脑震荡后遗症，或情志所伤，或久痛不愈，均可导致瘀阻络道，发为头痛。心主身之血脉，肝为藏血之脏，血液需要心气的推动、肝气疏调、肺气宣降，才能在脉内运行不息，环周不休。顽固性头痛久治不愈，或偶遇情志不遂，肝郁化火，火极生风，风多动变，或夹湿、夹痰、夹瘀等不同病邪，瘀阻经络，闭滞不通，不通则痛，故头痛顽固不愈。方中重用川芎、葛根 20 ～ 30g，酌加全蝎、延胡索、僵蚕、白芷、胆南星等以搜剔经络之邪，化痰解痉止痛。

2. 失眠

顽固性失眠，症见心烦不寐，甚则彻夜不眠，久治不愈，舌质暗红，苔灰滑而腻，脉沉细而滑腻者。用血府逐瘀汤加酸枣仁、黄连、丹参以活血化瘀，养心血、泻心火以安神。方中重用法半夏30g，祛痰化瘀以安眠，疗效尤著。

3. 冠心病

本病气虚血瘀夹痰者，常以太子参、丹参、赤芍、川芎、黄芪、郁金、石菖蒲、当归、酸枣仁、檀香、葛根、桑寄生、鸡血藤、三七粉等组方，具有益气养血、化瘀通脉之功效。此证多因气血不足，气血运行与津液输布发生障碍，从而导致气滞血瘀，阻遏心气心血正常运行而发病；或因痰瘀，气不运血，血凝成瘀，痰浊瘀滞胸阳，亦可导致冠心病。采取化痰通阳、理气化瘀之法治之。常以丹参、薤白、瓜蒌、郁金、石菖蒲、法半夏、檀香、降香、茺蔚子等组方，疗效显著。

4. 中风后遗症（半身不遂）

本病因气虚血瘀，夹痰阻络，导致半身不遂、语言謇涩者，治当益气活血，化痰开窍通络。常以党参、黄芪、桂枝、丹参、当归、赤芍、川芎、石菖蒲、胆南星、地龙、川牛膝、鸡血藤、山楂、伸筋草等组方。若口流痰涎，语言不利，加鲜竹沥、全蝎、郁金等化痰开窍之品；若肢体浮肿、困重者，加防己、苍术、黄柏、生薏苡仁、丝瓜络等以化湿通络。若由痰瘀互阻而中焦壅滞，胃肠郁热燥结而通降失常，热极风动，夹痰、夹火蒙闭清窍，腑不通则窍不开，火不去则风不息。常用大黄、芒硝、全瓜蒌、胆南星、丹参、赤芍、地龙等以泄热化痰通腑。

5. 老年性痴呆、血管性痴呆

本病是老年人常见病，主要由于长期高血压、脑动脉硬化、慢性脑供血不足，反复发作腔隙性梗死、脑血栓，导致脑软化、广泛性皮质下白质变性、脑室扩大、皮质萎缩。中医学认为，老年人精气不足，内脏功能日趋衰退，久病及肾，肾虚则脑海不足，其病属虚实夹杂，而实证多由精神因素导致气郁痰结，气滞血瘀于脑；或痰瘀阻于脑窍；或气血亏损，心神失养，脑髓不充，导致智能活动障碍，进一步形成痴呆。若见风阳痰火上扰，素患高血压，心烦失眠，急躁易怒，神情呆滞，舌红苔滑，脉弦滑者，或弦细而滑者，治当平肝潜阳，涤痰泄热，常以天麻钩藤饮加味。酌加生石决明、夏枯草、豨莶草、槐花、茯神、夜交藤、珍珠母、代赭石等。若气虚肾虚血瘀夹痰者，症见神情呆滞，口吐痰涎，动作迟缓，体倦乏力，舌质胖大暗淡、瘀斑，脉沉细而滑或沉涩。出现上述症状者，多因年老病久，元气大伤，血流缓慢，运血无力，瘀凝于脑，脑髓受损，脑血不畅，元神受损，发为痴呆。治以益气活血化瘀，消痰健脑。方用自拟健脑益智汤治之：太子参、生黄芪、当归、丹参、赤芍、川芎、天麻、土鳖虫、石菖蒲、胆南星、菟丝子、山茱萸、桑寄生、川牛膝、焦山楂、鸡血藤、地龙、炙甘草等。

6. 胃脘痛（如胃溃疡、胃癌等）

胃脘痛属血瘀胃络，病久血凝入络，胃络凝滞所致者，以刺痛、隐痛、夜晚疼痛发作频繁、疼痛固定不移、久治不愈等为发病特点，可见舌质淡暗或有瘀斑，脉弦细。此证常由情志所伤，或饮食不节而诱发。治当活血化瘀，理气止痛。常用丹参、制香附、炒白芍、延胡索、煅瓦楞子、五灵脂、沉香、蒲黄、制乳香、制没药、檀香、甘草等。

7. 慢性前列腺炎

本病属中医学"精浊""白浊""膏淋""劳淋"等范畴，多因老年人肾气渐衰，或脾胃虚弱，脾虚湿浊下注膀胱，壅滞气机，气化失常，尿液不能正常排泄，日久湿浊逗留精室，营滞凝血，使精化之血成瘀血，阻于精室，精道不畅；加上脾气虚弱，中气不足，不能收摄，膀胱失于约束，故出现小便不利、涩痛或刺痛、尿等待，甚则尿失禁等。因此，在治疗上必须通补兼施。治当益气补肾，活血祛瘀，化浊通淋。常用补中益气汤合萆薢分清饮加减治之：党参、黄芪、丹参、赤芍、升麻、石菖蒲、乌药、益智仁、泽泻、王不留行、桃仁、红花等。若见小便混浊或白色膏状物，加生薏苡仁、芡实固肾利湿化浊；若见小便灼热，茎中疼痛，加木通、通草、瞿麦、生地黄、琥珀等清热利湿，活血通淋。

（四）衷中参西，融汇新知

王老师强调应辨证与辨病相结合，扬长补短。中医和西医尽管理论体系不同，但在临床上应各取所长，这样才有利于医学的发展，因此，中西医加强团结尤为必要，如脑 CT、MRI、呼吸机、起搏器等各种检查和治疗手段为疾病的诊断治疗提供了重要依据和支持，特别是对脑出血开展微创术，大大缩短了病程，缓解了病情，使患者转危为安。这些手段和措施是中医所不及的。许多检查手段提示结果，可供中医参考，以便从中医方面进一步研究。王老师在辨证施治头痛、眩晕的同时，也常用一些西药，如西比灵胶囊以改善脑供血、缓解血管痉挛，增强疗效。对于脑梗死、腔隙性梗死、脑萎缩等疾病，王老师结合现代药理研究，采用中药丹参、川芎、赤芍、葛根、土鳖虫、桑寄生、天麻、僵蚕、胆南星等活血化瘀消痰，改善脑部供血，取得了满意的疗效；在治疗冠心病、肺心病时采用活血化瘀法改善心肺循环，疗效显著提高。老师曾会诊过一些发热患者和高热患者，经用各种抗生素治疗效果不佳，但从中医辨证治疗可取得明显疗效。对于老年慢性浮肿，经多种检查均无异常者，中医辨证为脾肾亏虚，多因日久正气渐衰，水邪壅阻经络，络脉不利，瘀阻水停，每多迁延不愈，治当益气健脾，补肾利水，方用补中益气汤合济生肾气汤加减，疗效显著。这说明，在治疗方面中西医必有相通之处，可以互相借鉴，互相学习，取长补短，对于发展医学事业具有重要意义。中西医结合，不但体现在科研合作攻关上，更多地体现在日常的医疗工作中，二者应当积极配合，做好深入细致的协调工作，为患者利益和医学事业做出新的贡献。

（五）临证验案

1. 头痛

梁某，女，43岁。2003年10月4日初诊。

主诉：头痛2年余。

现病史：2年前患者曾有头部外伤史，头痛偏于两侧，开始隐隐作痛，

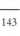

后来时轻时重，继则疼痛加剧，甚则疼痛如劈，难以忍受，故来求治。舌质暗红，边缘有瘀斑，苔滑腻，脉象弦细而滑。

辨证：患者曾有外伤史，久病必瘀，痰瘀互结，阻滞头部经络通道，闭滞不通，故发头痛。

治法：活血祛瘀，化痰通络。

方药：通窍活血汤加减。

丹参 15g，赤芍 15g，延胡索 10g，桃仁 10g，红花 10g，僵蚕 10g，天麻 10g，蔓荆子 10g，土鳖虫 6g，全蝎 6g，桔梗 6g，川芎 20g，白蒺藜 30g，蜈蚣 2 条。

服 28 剂，随访头痛未再复发。

按语：根据久病多瘀，久痛入络为患，方中丹参、川芎、赤芍、延胡索、桃仁、红花、蜈蚣、土鳖虫活血祛瘀；天麻、蔓荆子、僵蚕、白蒺藜化痰通络解痉，佐桔梗载诸药上行而止痛。本例虽头痛已久，然辨证准确，用药精当，疗效卓著。

2. 眩晕

刘某，男，52 岁，工人。2008 年 8 月 22 日初诊。

主诉：发作性头晕目眩、耳鸣伴恶心呕吐 8 年余。

现病史：患者每因劳累过度而发病。发作时，头晕耳鸣，不敢睁眼，伴恶心呕吐，如坐舟车，精神不振，纳呆，腰酸痛，肢倦乏力。曾经中西医治疗，效果不显，故前来求治。查血压 120/80mmHg，右耳听力减退。舌质淡红，苔白而腻，脉弦细而滑。

辨证：肝脾肾俱虚，兼夹痰湿。

治法：健脾补肾，化痰和胃。

方药：党参 12g，何首乌 12g，肉苁蓉 12g，菟丝子 30g，灵磁石 30g，白术 10g，陈皮 10g，半夏 10g，石菖蒲 10g，泽泻 10g，生姜 10g，炙甘草 10g，桑寄生 15g，红枣 4 枚。

服 5 剂后头晕目眩、呕吐大减，再予原方 5 剂后诸症均见明显好转。宗上方加减，继服 10 余剂，病获痊愈。随访 2 年未发。

按语：本病往往兼夹为病，且虚实夹杂较多，尤以虚中夹实为多见。急性者多实，慢性者多虚，发作时多出现本虚标实。实者如风痰，或肝郁化火等；虚者如肝肾亏虚，或气血俱虚等。因此在治疗上，属风痰上扰者，治宜平肝息风化痰；属肝郁脾虚，痰热内扰者，治宜健脾柔肝，清热化痰；属肝风夹痰浊者，治宜化痰息风，健脾祛湿；属肝肾亏虚者，治宜滋补肝肾等。凡由于内耳膜淋巴水肿而引起之眩晕，中医学认为系"痰浊上蒙"之证，若见恶心呕吐频繁，呕吐痰涎量多，属饮邪上逆者，可重用葶苈子、薏苡仁、茯苓、泽泻、川牛膝、车前子等渗湿利水药物。慢性者应注意日常调理，如属痰浊，常用香砂六君子丸、枳术丸；属肝肾亏虚，常用六味地黄丸、杞菊地黄丸、磁朱丸等缓治。这样既可减轻发病，又可巩固疗效。同时注意对生活、饮食、情志等方面的调摄，也是十分必要的。

3. 中风

蔡某，男，72岁。2009年10月24日初诊。

主诉：右侧肢体活动不遂伴言语不利1年余。

现病史：患者1年前凌晨6时左右起床时突然发现右半身不遂，行走不稳，言语不利，遂到附近医院就诊，时测血压170/100mmHg，查头颅CT提示脑梗死，即入院治疗。经中西医结合治疗月余好转出院，但遗留右侧肢体力弱，需扶杖行走，手足浮肿，言语欠流利，头晕，倦怠乏力，喉间有痰，舌质暗红，苔白腻，脉沉细而滑。查舌略右偏，右上肢肌力3级，右下肢肌力4级，肌张力略高，右侧巴宾斯基征阳性。既往高血压病史10年余，血压不稳定。

辨证：气虚血瘀，痰瘀阻络。

治法：益气活血，化痰通络。

方药：补阳还五汤加减。

黄芪30g，白术12g，桃仁10g，红花10g，当归12g，赤芍12g，川芎15g，石菖蒲10g，胆南星10g，川牛膝12g，鸡血藤30g，伸筋草20g，地龙10g，焦山楂10g。10剂，水煎，日1剂，分2次温服。

二诊：身体转动较前灵活，倦怠乏力症状较前改善，但仍言语不利，上方加远志、全蝎、天竺黄、郁金以化痰开窍利咽。守上方加减变化治疗月余，右侧肢体较前有力，行走基本正常，语言较前流利，可正常交流。血压趋于稳定，在（140～130）/（90～80）mmHg之间。

按语：患者中风日久，久病正气亏虚，气虚不能运血，气不能行，血不能荣，气血瘀滞；加之年老脾虚，失于健运，聚湿生痰，痰瘀互阻，右侧脉络不畅，筋脉失于濡养，故遗留右侧肢体力弱；痰生热，热生风，风痰阻于舌窍，故言语不利。方中重用黄芪补益元气，白术益气健脾，气旺则血行，血行则络通；桃仁、红花、当归、赤芍、川芎、川牛膝、地龙、全蝎、鸡血藤活血祛瘀，通经活络；胆南星、石菖蒲、天竺黄、郁金化痰开窍；焦山楂消食化积，行气散瘀，与黄芪伍用，补而不滞，和而用之。气旺、血行、瘀消、络通，则诸症向愈。

4. 痴呆

王某，男，74 岁。2009 年 4 月 4 日初诊。

主诉：反应迟钝，行走不稳半年。

现病史：患者半年前逐渐出现反应迟钝，遇事善忘，行走不稳，呈小碎步。曾在当地医院查头颅 CT 提示多发性腔隙性脑梗死，脑白质脱髓鞘改变，脑萎缩，诊断为血管性痴呆，服中西药乏效，症状进行性加重。目前不能独立行走，需要搀扶，腰酸腿软，表情呆滞，口角流涎，食欲差，纳食少，尿频，大便正常。舌质暗红，苔白腻，脉滑缓。既往有糖尿病病史近 10 年，血糖控制尚可。

辨证：肝肾不足，气虚血瘀，风痰阻窍。

治法：滋补肝肾，益气活血，化痰开窍。

方药：党参 12g，炙黄芪 20g，丹参 20g，天麻 12g，赤芍 15g，川芎 20g，胆南星 9g，土鳖虫 8g，菟丝子 30g，僵蚕 12g，山茱萸 20g，桑寄生 20g，酸枣仁 30g，炙远志 10g，石菖蒲 10g，当归 12g，陈皮 6g，生山药 20g，菊花 10g，炙甘草 8g，大枣 8 枚。10 剂，水煎，日 1 剂，分 2 次服。

二诊：患者反应较前灵敏，腰酸腿软症状改善，可扶杖行走，纳食增加，舌质暗红，苔白腻，脉滑缓。上方去陈皮加白豆蔻 10g，以化湿行气。10 剂，水煎，日 1 剂，分 2 次服。

三诊：患者精神明显好转，表情自然，反应较前灵敏，记忆力改善，行走自如，口角流涎症状消失，纳食可，舌质略暗，苔白，脉缓。守上方去菊花加肉苁蓉 30g，鹿角胶 12g（烊化），以补肾阳，益精血，强筋骨，20 剂以善其后。

随访生活可以自理。

按语：患者年老体衰，肝肾亏虚，水不涵木，肝风内动，夹痰阻滞清窍，加之久病气虚，无力推动血行而致血瘀，脉络瘀阻，故发本病。方中菟丝子、山茱萸、桑寄生、山药补肝肾，强筋骨；天麻、菊花、胆南星、僵蚕、远志、石菖蒲息风化痰开窍；党参、炙黄芪、丹参、赤芍、川芎、当归、土鳖虫益气活血通络；酸枣仁养心益肝；陈皮理气和胃。后加肉苁蓉、鹿角胶以增补肾益精、强筋壮骨之力。合而用之，肝肾得补，痰化窍开，气旺瘀消，络通筋强，诸症向愈。

5. 水肿（特发性水肿）

罗某，女，35岁。2009年10月15日初诊。

主诉：全身浮肿时轻时重1年余。

现病史：患者1年前行人流术后出现发热、身痛、全身浮肿，经治疗发热、身痛症状消失，浮肿时轻时重，每遇生气或房事后浮肿加重。曾多次查血常规、尿常规、肾功能、甲状腺功能均无异常。现症见全身浮肿，眼睑及耳后明显，晨起肿甚，面色少华，神疲体倦，饮食、睡眠、二便均正常。舌质红，苔薄白，脉弦滑。

辨证：肝郁脾虚，肾阳不足。

治法：健脾补肾，行气利水。

方药：丹参15g，生白术12g，防己10g，郁金12g，三棱12g，莪术8g，生白芍15g，茯苓皮30g，泽泻12g，泽兰12g，淫羊藿15g，巴戟天12g，肉苁蓉20g，炒车前子10g（包煎），冬瓜皮30g，陈皮6g，甘草6g，大枣4枚。10剂，水煎，日1剂，分2次温服。

逍遥丸15粒，日2次口服。

二诊：服上方10剂，浮肿略有减轻，舌红苔白，脉滑细。守上方去巴戟天，加桂枝8g，川牛膝12g，益母草20g，制香附10g，生姜2片，继服10剂。

三诊：浮肿明显减轻，偶有发作，时有心烦，夜间口干，二便调，舌红苔白，脉细。上方去肉苁蓉，加炙黄芪12g，竹茹10g，百合30g，生薏苡仁20g，以健脾利水，清心除烦。

按语： 特发性水肿为一种原因未明或原因尚未确定的综合征，多见于妇女，往往与情志及月经的周期性有关。中医学认为，本病与肝、脾、肾关系十分密切。肝性喜条达，恶抑郁，若情志不畅，肝木不能条达，肝郁气滞，则血行不利而形成血瘀；血从水化，泛溢肌肤，发为水肿，且水肿的发生或加重均与情绪和月经周期相关。脾主运化，司升清降浊，若脾虚不运，则水湿内停而致水肿。肾主水，肾阳不足，气化不利，故房事后浮肿加重。本病辨证属肝郁脾虚，肾阳不足。方中生白术、茯苓皮、泽泻、防己、泽兰、炒车前子、冬瓜皮健脾利湿，利水消肿；三棱、莪术、郁金、丹参行气活血；生白芍养血敛阴，柔肝缓急，血和则肝和，血充则肝柔，且白芍有利小便以行水气作用，《神农本草经》言其能"利小便"；淫羊藿、巴戟天、肉苁蓉温补肾阳，使水得温则化；陈皮理气燥湿。二诊酌加桂枝、川牛膝、益母草、制香附以增助阳化气、行气活血利水之功，取吴鞠通治水之"善治水者不治水而治气"，气行则水行，水行则肿消。

——发表于《河南中医》2011 年第 1 期

博采众长勤耕耘，仁心仁术济苍生

——跟随王立忠老师临证感悟

吕沛宛

王立忠（1940—），教授，主任医师，硕士研究生导师，第四批全国老中医药专家学术经验继承工作指导老师，全国名老中医药专家传承工作室建设项目导师。王立忠教授医德高尚，医术精湛，潜心中医临床、教学、科研工作 50 载，善治疑难杂症，精专内、妇科，尤对脑病颇有研究，精心研制的"定眩丸"治疗梅尼埃病；"蠲痛丸"治疗顽固性头痛，疗效显著，深得同行和患者的认可。笔者有幸作为王立忠教授名老中医工作研究室传承弟子，跟师两年，回顾自己所学，深感有负于恩师一片玉壶丹心。现将跟师所得、临证感悟用详实资料写于同道，以期探索老师学术、学品生涯，为人处事之道，以及中医师承教学模式。

（一）学习王师大医精诚、博爱救人的济生精神

老师已 74 岁高龄，每天诊务甚忙，患者争相排号，每每不到早上 8 点，号已罄尽，外地患者赶来，几多失望几多愁，王师于心不忍，只好给患者加号，自己唯一能做的就是聚精会神、全力以赴为他人解疾疗难。他经常对患者说："看你们等得我都着急，哪敢耽搁片刻啊。"直到诊治完最后一位患者，才发现腰都不能直起。因为患者太多，经常坐诊时连去卫生

间的时间都没有，久坐和操劳致使老师的腰痛一直未愈，但老师从未歇过一天，节假日正常上班，即使感冒发热，坐诊也未曾间断。老师曾对我们说："你们不知道大家来看个病多么不容易，半夜赶车，来晚了还挂不上号，再来了大夫又不在，换作你想一想，这是啥滋味。"老师时时替患者考虑，对每一位患者望闻问切细致周全，八纲辨证恰到好处，遣方用药聚精会神，若遇到疑难处，反复考证查找资料，不耻下问。记得有一位支气管扩张患者，因用药7剂疗效不佳，王师特意记下，去拜访李振华老师，请李老师指点，经李老分析，知辨证用药均正确，只是康复仍需要时间，王师这才放下心来。

王师很少开大方，对于外地路途遥远的患者，王师经常对他们说："我也是农村出身，知道大家不容易，这药治病不贵，慢慢调，身体会慢慢变好。"观其所开药材，多是常用普通本草，既便宜又治病。

笔者也时常碰到老师走在路上为邻里乡亲问诊答疑，指导饮食起居，宽慰情绪。遇到中青年人，老师说：中年调肝，年轻人不容易，生活压力大，容易肝郁化火，要禁烟酒，多休息；遇到老年人，老师说：老年治脾，老年人脾胃虚弱，由于身体气血阴阳全有赖于脾胃对饮食物的消化吸收，所以更要注意饮食有节，少食油腻荤腥，多食清淡易消化食品。

王师也常常回忆刚进入临床时，对于妇科病的诊治没有经验，但老师心系患者，时刻为患者的康复着想，慢慢摸索出一些经验：①崩漏患者失血过多必然造成气血两虚，止血同时需加用补气摄血药疗效才好。②病久及肾，对于月经长期淋沥不尽者需加入补肾固涩之剂，如芍药、山茱萸、五味子、二至丸等。针对久治不愈的崩漏患者，老师用益气健脾固肾摄血之法，多获良效，但也告诫我们月经始行时，不宜过早固涩，同时遵循止血不留瘀，补而不滞的原则。

（二）学习王师博采众长、勤求古训的学习精神

王师除了周日，每天上午均有门诊，下午或晚上是学习总结、查找资料及给学生讲课时间。老师不顾年高体弱，多次向我们讲解常见病的辨治用药经验，以及与前辈、同行学习和交流的心得。他经常为了某一名家的单方验方，多次登门造访，不耻下问，反复思考，直到掌握为止。一日，王师遇到一女性患者乳房胀、小腹痛且带下量多，王师欲学习杨新吾老师

的治疗方法，就请杨老诊治。患者服用杨老开的 7 剂药后，疗效显著。王师一直记得杨老处方：萆薢、木通、猪苓、茯苓、厚朴、制香附、陈皮、半夏、车前子、泽泻、广木香、荔枝核、甘草，但苦于不知如何加减，就冒着大雨至杨老家里请教。杨老见状非常感动，痛快地告之此病属于肝郁脾虚、湿热下注证，脾虚加党参、黄芪；腰痛加金毛狗脊、川续断、芡实。王师亦向杨老询问治崩漏方子中大多用苏叶、黑荆芥之理。杨老说苏叶、荆芥炭入肝经，大量止血药中须配伍行气、活血药，经他点拨后茅塞顿开。崔皎如老师的诊病思路也常被王师提起。王师说崔老曾诊治一中年男子，食入即吐 1 年余，医家多采用旋覆花、代赭石类药物降逆止呕，不效，经崔老详问病症，细查舌脉，予以益气健脾和胃之法，重用党参，加陈皮、半夏、茯苓、枳实、竹茹、黄芩，以生姜、大枣为引。服药 7 剂，症状明显减轻，后在上方基础上加减调服 20 余剂痊愈。对于崔老重用党参，王师不解，崔老说：患者长期呕吐，正气受损，故采用益气健脾和胃之法，正中病所。

王师经常说："吾生也有涯，而知也无涯，学习是一生的事，向书本学，向老师学，向同事学，向患者学，向学生学，向大自然学。"老师古稀之年如此学习精神，值得我们学习。例如：王师常借鉴名老中医孙建之运用温胆汤经验治心脏病、张磊运用谷青汤经验治肝经风热上扰、李鲤运用保和汤经验治疗脾胃不和证、李振华运用香砂六君子汤经验治疗胃炎……一次在上班途中，笔者偶遇王师手里拿着小纸条，一问才知他正在背诵张磊老师的诗：年年日日诊务忙，遣方用药费思量，深知医理无穷尽，岂敢轻心妄自狂。

（三）学习王师不畏艰难、勇于攀登的创新精神

王师曾遇一患者发热，体温达 38.8℃，在一家省级医院住院 20 余天，花费 2 万余元，病情无好转。家属异常着急，四处打听，最终找到王师。王师赶到医院诊治患者，一番望闻问切后，得知患者平素脾胃欠佳，此次发热是饮食不当所致，再观舌苔厚腻，诊断为湿温证，遂以三仁汤加减。当日患者服药 2 小时后，体温有所下降，自觉诸症减轻。患者服第 5 剂药时，体温已降至 37.1℃，后调整药方，再进 3 剂，体温已转正常。

郑州市南阳路的崔老先生是位 82 岁的老人，由于中风后遗症长年偏

瘫在床，家属发现其 5 日未解大便，伴烦躁不安，流涎，纳呆，眠差，遂带老人四处求医，辗转多家医院，时间又耗去十余日，仍然无效。家属找到王师时，已是晚上 8 时许，听到患者的病情，二话没说，王师就与患者家属赶往其家中诊病。患者舌质红，苔黄腻，脉滑数，腹胀满，此乃腑气不通，痰火阻滞气机，遂予清热化痰通腑之剂，佐以安神之品 3 剂。患者服完两剂中药，大便通顺，诸症解除，患者及其家属感激之情溢于言表，盛赞王老师为"活神仙"。该方组成如下：天麻 12g，胆南星 9g，竹茹 10g，全瓜蒌 15g，天竺黄 9g，枳实 12g，清半夏 12g，茯神 20g，酸枣仁 30g，白豆蔻 10g，郁李仁 12g，火麻仁 12g，黄连 6g，龙齿 20g，大黄 6g（后下），栀子 10g，淡豆豉 10g，焦三仙各 12g，甘草 6g。3 剂，每日 1 剂，水煎服。

行医 50 载，王师遇大病难病求医者无数，从来不会瞻前顾后，每每告诫我们，只要照医理走，都会有效。

王师虽已 70 余岁，对于现代药理学仍认真学习掌握，常常告诉我们，玉竹和苍术都可以降糖，但用法不同，玉竹用于阴虚津亏证，苍术用于脾虚湿盛证；郁金不仅能行气解郁，还能缓解肝脏损害所致转氨酶增高；顽固性头痛患者，王师常让患者先服 18 粒速效救心丸，急则治标；久病咳嗽王师喜用当归，认为当归可以改善肺血循环。

（四）学习王师尊师重道、关爱他人的博爱精神

尽管王师每天应诊几十位患者，但每一位患者的饮食起居、情志调理、四时养生，老师必一一亲自交代；医院施行电子处方，对于每一位患者，老师一定交代如何缴费取药，以免患者多走冤枉路。每逢节假日，王师会去看望前辈老师。对于学生所写病案，王师必一一阅读并用红笔批注，后再找时间亲自交代分析。老师的严谨治学育人精神，堪称典范。王师有时也教学生与患者沟通技巧，如经常告诉我们如果遇到年长者，要问：您多大岁数了？不能问你多大了？这是对年长者的一种尊敬。岁数再大一些的，要有称呼，如阿姨、大叔、伯伯、老师、高寿等，让笔者受益匪浅。

（五）学习老师从"痰""瘀"治疗疑难杂症

临床上有许多病症错综复杂，治疗辨证均感棘手。这些疾病或病因不明，或病机不清，或寒热错杂，或虚实兼夹，或无应验之药。王师在治疗疑难病症时，根据疑难病的临床特点，常从"痰""瘀"论治。

1. 从"痰"论治

疑难病的痰多为广义之痰，中医学素有"百病多由痰作祟""怪病多痰"之说。痰证的表现形式各异，既可阻于气道，表现为痰声辘辘、苔腻、脉滑等有形之痰；也可阻于经络、清窍等处，成为无形之痰。临床上，咳喘、呕吐、眩晕、胸痹、中风、痹证、积聚、梅核气、痰核、癫狂、妇女不孕症等，从痰入手，常有效验。分析王师处方，治痰多以温胆汤为基础方，如治疗眩晕名方"萸竹定眩丸"，组方加减如下：党参12g，白术12g，竹茹12g，法半夏12g，枳实12g，陈皮12g，川牛膝12g，生白芍15g，甘草10g，茯苓30g，生薏苡仁30g，生牡蛎30g，泽泻30g，山茱萸18g，炒葶苈子15g，生姜1片，大枣3枚。上药共为细面，炼蜜为丸，如弹子大，每丸重9g，日3次，每次1丸，温开水送服。作汤剂时，每日1剂，水煎，早晚分服。加减：若痰多色白，加胆南星、白附子；若痰多黏稠呈微黄色，加全瓜蒌、知母、川贝母；若舌质少津，原方去党参、白术、薏苡仁，加玄参、生地黄；若因情绪激动而症状加重者，原方去党参、白术，加桑叶、夏枯草、谷精草；若感受暑邪，原方去党参、白术、牛膝，加佩兰、荷叶、桔梗、白豆蔻等。平时痰湿盛者，配服香砂六君子丸。

本方是根据金元名家朱丹溪"无痰不作眩"立论制方。以四君子汤合温胆汤为基础方加减化裁而成，主治痰湿中阻所致的眩晕之证。方中山茱萸补益肾精、固护肾气，使髓海充沛，且本药兼具调畅之性，可通利九窍、流通血脉，为敛正气、固虚脱之要药；泽泻、白术、茯苓、生薏苡仁、葶苈子健脾利水，杜绝生痰之源；党参、陈皮、半夏、生白芍、生牡蛎、牛膝益气健脾化痰，兼以平肝降火；酌用竹茹、枳实、生姜、大枣化痰和胃止呕，标本兼治。笔者多次见证本方在临床的确切疗效，解决无数患者的病痛之苦，屡试不爽。若是老年患者，脾胃虚弱，脾为生痰之源，固护脾胃也体现了王师"治未病思想"。王师常说："不是我要用这方，病情需要啊。"因此，临床上，笔者常将王师之治病思想应用于需要的患者，如一位初三女生，因思虑太多，半年没有月经，辨证为脾胃虚弱，气血生化乏源，用温胆汤合保和汤加减，用药3个月，月经至。后月事以时下，饮食、睡眠均正常。

2. 从"瘀"着手

清代叶天士明确提出"初气结在经，久则血伤入络""久病血瘀""瘀生怪病"等理论。王清任的5个活血化瘀方剂，老师运用得纯熟至极。常见的与血瘀有关的疑难病包括各种疼痛、肿瘤、积聚、精神失常、肿胀、失眠、月经不调等，即使辨证中没有血瘀的特征表现，也不能排除在疾病发展过程中兼夹瘀血的可能。在治疗"久病顽疾"中，既要考虑到气血不足的一面，更应注意从"瘀"着手。对于久病患者，老师用方时常丹参、桃仁、川芎、太子参同用，如治疗顽固性头痛方蠲痛丸，就是在古方川芎茶调散的基础上加桃仁、红花、羌活、独活，以活血通络，散寒祛湿，临床应用范围更广，疗效更好。治疗顽固性失眠，在血府逐瘀汤基础上加半夏、酸枣仁、丹参、夜交藤，每获佳效。笔者曾诊治一位失眠20余年的患者，唇痿舌青，舌体胖大，脉涩，应用老师"从瘀入手"之法，7剂解决20年顽疾。

3. "痰瘀"同治

中医素有"痰瘀同源""痰瘀同病"之说，二者同为津液所化，互生互助，相互影响，既是病理产物，又是致病因素。《血证论》亦有"血积既久，亦传化为痰水"之说。痰瘀同见，可见于多种疾病，如卒中、痹证、积聚、鼓胀等。笔者曾治疗一位下肢瘀肿并踝关节附近皮下不明肿块，大如鸟卵，小如黄豆，经住院治疗，效果欠佳，遂用桃红四物汤、四妙散、指迷茯苓丸方加减，治疗20余天，患者痊愈。这个病案的治疗思路就是受王师"痰瘀同治"思想的启迪。时光荏苒，跟师两年余，回想王师谆谆教诲，心生惭愧，王师知行合一的精神，王师大医苍生的胸襟，王师医学生涯"术、理、道"的三个层次，都只能采撷点滴，并有请同道指正。

——发表于《中医学报》2014年4月1日